ジョアン・ハリファックス
井上ウィマラ 監訳
中川吉晴+浦崎雅代+白居弘佳+小木曽由佳 訳
大井玄［序文］

# 死にゆく人と共にあること

## マインドフルネスによる終末期ケア

春秋社

# 邦訳版：序

大井　玄

日本の読者がジョアン・ハリファックス師の『死にゆく人と共にあること』(*Being with Dying*)を紐とかれるのであれば、ごく簡単にでも、アメリカ仏教の特性を知っておくのが理解を深めるのに役立とう。ケネス・タナカ武蔵野大学教授の好著『アメリカ仏教——仏教も変わる、アメリカも変わる』にそのほとんどの資料をいただいた。

まず、アメリカでは仏教徒の人口増加が目覚ましい。一九七〇年代半ばから現在に至る三〇年間に一五倍増え、三〇〇万人に達している。つまり同国の人口の一パーセントを占め、キリスト教、ユダヤ教に次ぎ第三位である。

その特色のひとつには、「仏教徒」でなくとも「ナイトスタンド・ブッディスト」とも呼ばれる、仏教同調者が多いことがある。彼らは、特定の寺院に所属しないが瞑想など個人的に仏教的行動をとる。カトリック神父やユダヤ教徒である場合が特に多いという。つまり超宗派的要素が濃い。

さらに、二〇〇二～三年に行われた、仏教の影響力を調べた全国調査によれば、回答者の一二パーセント、人口に当てはめるならば約二五〇〇万人が、自分の宗教観やスピリチュアリティの考え方に仏教から「重要な影響」を受けたと回答している。四十数年前には、仏教徒人口は〇・一パーセントに達せず、ほとんどのアメリカ人が仏教について無知であったことを考えると、まさに隔世の感がある。

仏教のアメリカ的特徴としては、第一に、仏教指導者の半分が女性であることに象徴されるように、女性の地位が男性と対等であり、また出家者と在家者との関係も平等化していることだ。ハリファックス師も女性仏教指導者の一人である。

第二に、アメリカ人が仏教にひかれる最大の理由は、瞑想であり、その実践・行であるという。瞑想を通じてスピリチュアリティ（「個々人の聖なる体験」という訳が提案されている）を実現させるのである。

第三は、仏教の社会参加である。それは、ベトナム出身の僧侶ティク・ナット・ハン師の以下のことばに代表されよう。

「エンゲイジド・ブディズム（engaged Buddhism）とは仏教そのものである。自分の家庭や社会で仏教を実践すること自体が，エンゲイジド・ブディズムなのである」

参加仏教を進める最大の組織である、ブディスト・ピース・フェロウシップ（Buddhist Peace Fellowship）は、カリフォルニア州に本部を置き、約五〇〇〇人の会員を擁し、アメリカ社会に向けて平和運動をいろいろな形で行ってきた。二〇〇三年のイラク戦争に抗議し、核兵器の製造実験に非暴力的に反対するほか、環境、刑務所、ホームレスなどの社会問題に力を入れてきている。

第四に、宗派意識が日本に比べごく薄いことだ。教師には二つ以上の宗派の資格を得ている人がかなり多くいる。仏教団体の多くは、他宗派の者を授業やリトリート（参禅会）の講師として招くのが普通である。たとえば曹洞宗のサンフランシスコ禅センターの授業やリトリートには、ベトナム、テーラワーダ、浄土真宗、真言宗、チベット、臨済宗、インサイト・メディテーションという幅広い宗派を代表する講師が関わる。それのみか、ユダヤ教徒であり仏教徒であることを示す合成語「ジューブース」(JUBUs) が示唆するように、仏教と他の宗教を同時にもつ場合も多い。仏教は独占的な忠誠を強いる宗教ではない。

第五に、教理や儀式よりも瞑想の実践を重視する傾向は、「個人化宗教」(privatized religion) という現象を促し、団体から個人への移行が顕著になっている。

ハリファックス師が一九九〇年に開設したウパーヤ禅センターにおける、主として緩和ケアにあたる医療、看護、心理などの専門家養成コースは、以上に記したアメリカ仏教の特色が色濃く反映されている。すなわち、瞑想の重視、非宗派性、看取りの専門家としての社会参加、男女平等である。

二〇一三年五月に私が訪れたウパーヤ禅センターは、小高い山の中腹にあった。ニューメキシコの乾いた風土に馴染んだ、つつましい茶色の建物が、敷地に六軒ほど半円を描くように散在しており、本部棟に隣接する禅堂は、瞑想や講義を行う教場であった。空は鈍色で、時に小雨が降った。

参加したコースは、「観想的終末期ケア専門家訓練課程」(Contemplative End-of-Life Care Professional Training)と呼ばれるもので、医師、心理療法士、看護師らに、終末期にある患者に対する慈悲に基づいたスピリチュアル・ケアのトレーニングを行うものである。参加者は約七〇人。男性は二〇人ほど、過半数は中年の女性だった。

ここでも瞑想が重視されていた。朝七時半から一時間、朝食まで、午後五時半から一時間、夕食までが瞑想に充てられた。瞑想の開始を知らせる鐘の音は、日本の曹洞宗の禅寺と同じであり、今でも耳に残る。

食事も無言の行である。卵以外は精進料理である。食べ物をゆっくり閉眼して咀嚼すると、注意が味覚に集中し、それまで気づかなかった微妙な味までが感じられた。

講義は、禅やチベット仏教を修行した僧に加え、がん学や緩和医療の医師、生命倫理や小児緩和ケアで学位を取得した看護師、緩和ケアに携わる臨床心理士などの教師たちがおこなうもので、彼らはこのコースをかつて受けた卒業生であり、老師の考えに賛同してコースの運営に加わっているのだった。

このコースの主特徴を一口で言うならば、瞑想と、精神・心理・神経科学の見出した知見、とを統合した点であろう。

終末期にある人々のケアは、ケアを行なう側にもスピリチュアルな負担を強いる。ケアを行なう側は、思いやると同時に、強い負の情動を経験する。そこから立ち直る回復力は、諸行は無常であり、ケアする者自身がケアされる者と同時に死につつあるという覚悟から生まれ、瞑想により著しく強化される。

科学的知見はこの事実に客観的信憑性を与える。

瞑想は、ケアを行なう者自身に必要なセルフ・ケアとも言えよう。

坐禅などの瞑想では、集中と寛ぎのバランスがとれている必要がある。参加者すべてが瞑想に熟達しているわけではない。このバランス維持の取り方については、ヨガ教師のメアリー・テイラーが特に気を配ってくれた。最前列の坐布に坐る私がくたびれて舟を漕ぎそうになるのを見ると、タイミングよく皆を立たせて深呼吸させるのだった。「宇宙をつかむように、腕と手を上に伸ばし輪を作り、息を吸いなさい。身体を折って、足を通じて大地に送り込むように、息を吐きなさい」。彼女は、坐禅に慣れない人への教え方が上手だった。姿勢を良く保つため、背中を緊張させ、腹部を緩める。また、慣れない人が結跏趺坐や半跏趺坐をすると、足がしびれ長続きしない、と両ひざを折り、一方の足を反対側の大腿に付け、もう一方の足を反対側下腿前面に付けるだけの「安楽坐」を教えてくれた。現在、私の毎朝の坐禅はこれに依る。

コースの特色のひとつは実践的なことだった。ただ話を聞くだけでは、十にひとつも覚えられない。たとえば、ブッダが涅槃にはいる時のような姿勢をして自分が死ぬ時の気持ちを経験させる。その時聞いた内容は、いわば異次元の自分の、異次元の話として記憶に残るのである。

なんと言っても、もっとも深い感銘を受けたのは、ハリファックス老師の講話であった。それは、彼女のつよい探究心と慈悲心、多彩で、スリリングな経験から生じる迫力があるからである。

本書の第1章でも語られているが、彼女はプロテスタントとして育った。しかし、親切で、精力的で、冷静で実務的能力に長け、コミュニティに尽くした祖母の、苦痛に満ちた死により価値観の転換を経験する。祖母はがんを患い、脳卒中を起こした後、老人ホームに入れられていたが、死の床で叫んだ。「殺して！　お願い！　殺して！」。彼女の息子は、凍りついたまま、動けない。その場の誰もが、何をしたらよいのか判らなかった。できなかった。祖母は死んだ。

棺の中の祖母の穏やかな死に顔をながめた。悲しみと安堵を同時に感じながら、彼女は祖母の苦しみが、どのくらい自分たちの死への恐怖に由来するのかと訝る。その瞬間、死にゆく人のそばに居てあげようと決心する。ブッダの教えは明快である。「苦しみからの解放は苦しみ自体に在る」。仏教は、自己変革による解放への道、を示唆している。

# 死にゆく人と共にあること——マインドフルネスによる終末期ケア　目次

# 死にゆく人と共にあること——マインドフルネスによる終末期ケア

フランシスコ・ヴァレラ（一九四六―二〇〇一）に――
「死のなかで、あなたは経験そのものになってゆく」

# はじめに

アイラ・バイオーク　医学博士

「死にゆくことと共にあること」(Being with Dying) という言葉は、人間の置かれている状況を適切に描きだしています。私たちが他の種と異なっているのは、自分が死ぬことに気づいているという点にあります。死を熟視することができる能力は、人間の本質的な特性であるにもかかわらず、ほとんどの人は、人生の終末について考えることを積極的に避けようとします。

西洋文化を支配している傾向は死を避けるということですが、二五〇〇年以上にわたって仏教者たちは死を前にして最善に生きるにはどうすればいいかを探究してきました。ある意味で、生命にかかわるけがや病気をすると、私たちすべてが仏教者になり、不死の幻想から突如目を覚まされ、その自覚はその後もつづきます。病気と診断をされたときから、死のベルは鳴り止むことがありません。うるさい電話のベルのように、いくらそれを避けようとしても、その騒がしい音は鳴り止むことがありません。私たちは医療情報を取り込んだり、何かの活動に熱中したりして、気をまぎらわせようとします。薬を服用することによって、その音をかき消そうとします。しかし、静かになると、いつもベルの音が聞こえてきます。最後には、しぶしぶ受話器をとって答えることで、心のなかでけたたましく鳴り響くベルを静かにさせることができるのだ、ということがわかります。

　生命を脅かす病は、私たちをある場所へと呼び出します。たとえるなら、砂漠や山の頂上といったところでしょうか。そこには現実の激しい風が吹いていて、そこに坐ると、人生のうわべを取り繕っていたあらゆるもの、たとえば、ありあまる衣装や、お化粧や、アクセサリーといったものが吹き飛ばされてしまいます。残されるのは、裸のままの、今ここで、この瞬間に息を吸って吐いているだけの「私」です。病は、日々一瞬一瞬――これまでもずっと――死と私たちとを隔てているのは心臓の鼓動だけであることを明らかにしてくれます。しかし、この明白な事実を前にして落ち込む必要はありません。むしろ、ジョアン・ハリファックス老師がこのすばらしい本のなかで雄弁に語っているように、死ぬ準備をすることによって、どのように生き、どのように人とかかわりあうのがよいかよくわかり、生き生きとしてくることでしょう。

　自分の呼吸とともに坐ってみれば、自分が人生に付け足したものがすべて落ちていき、自分のなかに新しく生命を発見することでしょう。それは新鮮で、基本的で、純粋なものです。これは簡単なことではありません。病による中断というのは恐ろしいことです。このような不吉な土地に詳しいジョアン老師のような人が道案内をしてくれるのは、ありがたいことです。しかし、たとえ一人きりであったとしても、私たちには自分の身体の英知が備わっています。息を吸うとき、それは文字どおりインスピレーションをもたらし、「はぁー」と息を吐くとき、この新しい現実のなかに静かに落ち着くことができます。

実際のところ、それを許せば、死は私たちに人生について多くのことを教えてくれます。私が出会った患者たちもしばしば語ってくれたことですが、命を脅かす深刻な状況に直面すると、時間とエネルギーを注ぐものの優先順位をつけ直さざるをえなくなります――あるいは、そうしたことをする機会をもつことになります。心臓や肝臓の移植リストに登録している人や、がん患者で三、四回目の化学療法を受ける人に「何がいちばん大切ですか」と尋ねると、その答えには決まって、愛する人たちの名前が登場します。病気と診断されると、多くの人は、やっていたことをすみやかに切り上げ、仕事に関係する責任を別の人に手渡そうと決心します。大半の人は、家族や友人たちとより多くの時間をすごそうとします。人びとはふつう人生の美的な面により高い価値を置きます。それには、食べもの（食事をおいしくいただける時には）、自然、子ども、音楽、芸術、その他の美しいものごとがふくまれています。

しかし、死すべき運命を悟り、死が近づいていることを認めたからといって、人は死を甘んじて受け入れなくてはならないとか、「やすらかな眠りにつく」準備をしているときにジタバタしてはいけないといった印象を与えるなら、それはまちがっています。実際、私の経験でも、死と生に対して感情面や心理面で確固たる態度があるときには、そのなかに反抗的な要素が見られることがよくあります。おそらく死に直面してもっとも反抗的な行為は、人が別の人に向ける愛でしょう。二人の愛は意図的な創造の営みであり、生の肯定です。進行する不治の病の場合、愛は、その抗いがたい力に対して、こう宣言しているのです。死そのものをふくめて、私たちが何かを変えられても、変えられなくても、私たちは互いにとって重要な存在であった、と。

くり返し私は、注目すべき人たちを見てきました。この人たちは、近づきつつある死がまったく不公平で、受け入れがたいと感じていながらも、一瞬一瞬、よりいっそう生き生きしていくことで、それに応えたのです。これは、望んでいない困難な状況を否認するということではなく、むしろ洗練された応え方でした。その内の一人、白血病が再発した一〇代の少女は、彼女の欠陥のある人生について「それは、そういうものでしかないのよ」と言いました。彼女は自分の命に限りがあることを知っていましたが、死に対しては、それに割り当てられた以上の力を与えようとはしませんでした。むしろ、彼女は残された時間を精一杯に生きて、人生を抱きしめることにしたのです。

死にゆくプロセスと共にあることは、生の現実から遊離した哲学的で形而上学的なことがらではありません。それはむしろ深遠で実用的な意味をもった実践なのです。この本は、智慧の贈り物であり、生きていくための実践的な導きです。

# 序文――分断を癒す

スピリチュアルな教えの多くでは、生と死のあいだの大きな分裂は崩れ去り、分断されることのない統合されたエネルギーになると言われています。この見方からすると、死を否定することは、生を否定することになります。老いること、病むこと、そして死ぬことは、必ずしも苦しみとイコールで結ばれる必要はありません。死は自然な通過儀礼であり、人生の完成であり、究極の解放ですらあるというように、私たちは生き、修行を積むことができます。

死にゆく人に対してスピリチュアルなケアを提供するのは、美しく難しい仕事ですが、そのようなものが生まれたのは、アメリカにおける「良き死」が恐怖に縛りつけられたものになっていたからです――その死は、あまりにもしばしば生を否定し、消毒され、薬漬けで、チューブにからまれ（スパゲッティ症候群）、施設化されていました。そして意識的な死を迎えるための意味のある儀式や、手引書や、材料が明らかに欠けていたので、数多くの文献が登場してきました。慈悲にみちたケアの技術が、とりわけ死にゆく人と、ケアする人たちのために開発されてきていますが、死に関するこれらの教えの多くは、健康な冒険者に対しても訴えかけています。つまり、典礼に仕える人たちは、人生の可能性をすべて探究しようとするだけでなく、実用的な観点から、私たちの人生で唯一確かなものに焦点を合わせようとしているのです。

四〇年間、死にゆく人たちや、その人たちをケアする人たちの傍らに坐ってきて、私は、死にゆくプロセスを上手に学べば、この先まだ長く人生を歩む人たちにとっても有益であると思っています。もちろん、病める人や、苦しんでいる人、年老いて死の間際にある人、致命的な病気で死の淵にある人のほうが、若くて健康な人や、自分は不滅だと思っている人よりも、死という大きなことがらを探究することを受け入れやすいでしょう。死を抱きしめることが早くできればできるほど、生をまっとうし、現実《リアリティ》のなかに生きる時間がふえます。私たちがみずからの死を受け入れるなら、単に死にゆく経験にとどまらず、生きていく経験にも、その影響が及びます。生と死は同じ連続線上にあります。人は、人生を完全に生きることと、避けられないことを寄せつけないでおくことを、同時にはできないのです——私たちのあまりにも多くが、そうしようと試みるのですが。

不快なときに、私たちはよく死に関するジョークを飛ばします。税金と同じほど確かなのは、死だけです。ウッディ・アレンは、私たちのほとんどが愉快で正常だと思っている態度を典型的に演じることで有名です。「死ぬことが怖いわけではないんだ。ただ死がやってくるとき、そこにいたくないだけだ」[1]。たしかに、おもしろいです。しかし、ここには悲劇的なねじ曲げがあります。死を避けようとすると、あなたは生も避けているのです。あなたはどうかわかりませんが、私はその場で一部始終を見届けたいと思っています。

人びとが集まって瞑想のリトリートにやってくると、その人の意識と人生のなかに大切な変化が生じることがあります。私はとくに、あるリトリートのことをよく思い出します。ある日そこで起こったことが、私たちが住みついている人間の肉体がとても脆《もろ》く、壊れやすいということを鮮明に教えてくれたからです。そして仏教徒が「生死の一大事」と呼ぶものの重みを教えてくれました。

その特別なリトリートは、一九七〇年代に、カナダのコルテス島にある当時コールド・マウンテン・インスティテュートと呼ばれていた静かなセンターでおこなわれました。それはプログラムを開始した朝のことでした。最初の静かに坐る瞑想の時間が終わりかけていました。その時間の終わりを告げるベルがやさしく鳴り、私たちは足を伸ばして、歩く瞑想のために立ち上がりました。しかし、一人の男性がずっと坐ったままでした。

私は気になって彼を見たときのことを覚えています。なぜ彼は立ちあがろうとしないのだろう。彼はまだ結跏趺坐のまま坐っていて、彼の脚は完全に曲げられ、ももの上に乗っていました。その次の瞬間、私は衝撃を受けました。彼の体が片方に倒れて、崩れ落ち、床に沈んでいきました。彼はその場所で亡くなりました。リトリートには医師や看護師が何人か参加していて、彼を助けようと救命措置をしたり、酸素吸入をしたりしましたが、時すでに遅し、でした。のちに私たちは、みんなで坐っているときに、彼の大動脈が破裂したことを知りました。

その男性はいたって健康そうでした――おそらく三〇代後半くらいでしょう。彼は自分が瞑想リトリートにやってきて、その最中に死んでしまうなんて夢にも思っていなかったことでしょう。しかし、あの日、六〇人が坐って瞑想をし、立ち上がったのは五九人だったのです。

自分はまるで死ぬことがないかのように感じ行動しながら人生をおくっている私たちのほとんどにとって、これは、ぎょっとするような話です。死は人生の一部であるとか、輪廻の自然な局面であるとか、いくら決まり文句を並べてみても、ほとんどの人は、本当にそこを起点にして生きているわけではありません。私たちの文化には死の否認がはびこっており、自分が死ぬときや、他者が死ぬのを援助すべきときには、まったく何の準備もできていません。しばしば私たちは不安と抵抗で身がすくみ、私たちを必要とする人たちの役に立てません――自分自身の役にすら立たないことがあります。

死にゆく人とかかわる仕事をする者として、私は以前、自分が仏教徒であるということに少しうしろめたい気持ちを抱いていました。自分の実践が仏教という枠のなかにあり、ふさわしくないのではないかと心配だったのです。しかし、年月を経るうちに、ブッダの教えが、どのような信仰をもつ人の生と死にとっても、いかに大きな助けになるのかわかってきました。こうして私の控えめな気持ちは溶け去っていきました。私たち西洋人にとって、死が生を安定させてくれるというヴィジョンを見いだしたことは決定的に重要なことです。西洋と東洋が出会うことによって、愛と死という贈り物が開かれたのです。いまでは、愛と死を、人生というコインの裏表として見ることができます。この本は、私が死にゆく人のケアの現場でおこなってきた四〇年間にわたるかかわりを反映したものです。私たちが死と出会うとき、私たち一人ひとりに開かれる途方もない可能性を、この本がいくぶんなりとも映し出していることを願っています。

この本のなかに書かれているのは理論的なことではありません。それは、私が死にゆく人たちにかかわり、また長年にわたって、家族をケアする専門家たちに教える機会に恵まれてきたことをもとにして書かれています。また、バーニー・グラスマン老師との親交からも影響を受けています。彼は平和構築の基礎となる「三つの信条」を明確に示しています。三つの信条とは、「知らない（わかったつもりにならない）ということ」(not knowing)、「見届ける（見守る）こと」(bearing witness)、「慈悲深い行為」(compassionate action) です。これら三つは、死にゆく人や、悲嘆にくれる人や、ケアを提供する人たちとのあいだで私が経験したことを反映しています。三つの信条は、死にゆくプロセスと共にあることを実践するとき、私にとってのガイドラインになっています。

第一の信条である「知らないということ」は、私たちが他者や自分自身に対する固定観念を捨て、自然にわき起こる初心者の心に開かれるようにと促します。第二の信条である「見届けること」は、私たちが結果に対して価値判断を下したり執着したりすることなく、ありのままに、この世の苦しみや喜びとともにあることを求めます。第三の信条である「慈悲深い行為」は、私たちが他者と自分自身を苦しみから救うと誓って、この世界にかかわることを求めます。数年前、バーニー老師がこの三つの信条を私に伝えてくれたときからずっと、私は死にゆくプロセスにかかわる仕事のなかで、それを用いています。三つの信条は、この本のなかでも、私たちが生と死と共にあることができるにはどうすればいいかを考えるうえで、ひとつのあり方として用いられています。

みなさんもおわかりのように、私はこの本のなかで、生と死をそれほど区別して使っていません。私たちは通常、生と死のあいだに誤った二元対立を立てていますが、現実には、生と死のあいだにはどんな分離もなく、ただ相互に浸透しあい、統一があるだけです。この本のなかにある瞑想や修行は、少し手を加えれば、病気や死が近い自分自身のために、死を前にした愛する人のために、ケアを提供する自分自身のために、そしてすべての存在（訳注：衆生）のためにおこなうことができます。あるいは、ただ自分の生活をもっと生き生きと穏やかなものにするためにおこなうことができます。

この本では各章の終わりに、みなさんが自分でおこなえる瞑想のやり方をあげています。そうすることによって、このような大きな問題を統合的で集中したやり方で見始めるということがどういうことなのか、実際にいくらかでも体験することができるでしょう。これらの実践は、サンスクリット語の「ウパーヤ」であり、「巧みな手段（訳注：方便）」と訳されています。すなわち、それらは、心と頭のトレーニングをとおして、より巧みに、より効果的に、みずからの生と死に対することができるようになるために、私たちが用いることのできる技法や技術なのです。それらは、自分自身の経験をとおして自分のものになるまで、何度でもくぐらなければならない門です。

私はときどき、サンタフェにある私たちの僧院の門に「姿をあらわせ《ショーアップ》」というスローガンを掲げるべきだ、と言います。瞑想をおこなうとき、唯一私たちがしなければならないのは、姿を見せることだけなのです。私たちは、自分自身と自分の思考や感情をすべて、何であれそれと共にあるという実践にもち込みます。私たちが疲れていようが、怒っていようが、恐れていようが、悲しんでいようが、また単なる抵抗や、やりたくない気分を感じていようが、それと共にあるのです。どのような感情が起こっていてもかまいません。私たちはただお寺に来て、坐るだけです。このように、あなたに起こってくるものを、あなたの瞑想実践の内容として何でも利用してみるのです。「ああ、今日ここにあるのは――抵抗だ。なんて面白い」。あるいは「今日は怖じ気づいている。それと一緒に坐ってみよう」。

心が開かれていてすべてを受け入れる姿勢は、死にゆくこと、死、ケアすること、そして悲しみに取り組むときの土台として不可欠です。ありのままの状況に対するオープンさを養うための唯一の方法は、そこに在ることと受容することを同伴させる修行をすることです。たとえはじめは恐ろしく感じられるとしても、あらゆることを、できるだけ全面的に、その体験の生々しさをそぎ落とすことなく体験することに、全力を注ぎます。

これは実のところ、まったく普通の状態です。私はこれを「なんということはないダルマ［法］」と呼んでいます――ただ日々の生活があるだけです。何も特別なことはありません。開かれた、広々とした気づきがあれば、私たちは完璧であり、この瞬間は完璧です。実現するべき特別なことは何もありません。到達すべき超越的な実在などありません。あらゆる瞬間に起こっていること以外に何もありません。

観想的な実践は完全に自然な活動です。私たちは正直に、ただありのままのものごとともに生きていくことができます。たしかに坐る瞑想をおこなえば、このようなプロセスを訓練することに役に立ちますが、それをおこなうために特別な時間や場所をとったり、特別な精神状態を作りだしたりする必要はありません。また、自分自身に、そうした体験を無理やり押しつける必要もありません。自分で意識して努力したり、ふだんとは異なる精神状態が現れたりしたら、ただ観察し、受け入れ、手放します。気づき、リラックスし、手放す——これはマインドフルネスの鍵となる三つの側面です。「知らない」という心は、単純で、正直で、開かれていて、新鮮です。このような心は、空を流れていく雲のようであり、水の流れのようであり、そよ風のようであり、何にも邪魔されることがありません。

あなたが考えたり、書いたり、歩いたり、黙って坐っていたとしても、あなたの人生を構成しているすべてのものを、それがあなたに現れるままに、すすんで利用してください。詩人リルケが書いているように、「どんな感情も最終的なものではない」[2]ということを、私は約束します。不快さが耐えがたいものに思えても、結局のところ、私たちが経験するすべての出来事は一時的なものにすぎません。どうぞ、すべての瞬間、「今、この」瞬間に、あなたの人生に姿をあらわすという、すばらしい努力をしてみてください——なぜなら、それは、ありのままで完全なのですから。

（1）“Death: A Play” in *Without Feathers*, by Woody Allen (New York: Random House, 1975), 106.

（2）Rainer Maria Rilke, “God Speaks” in *Rilk’s Book of Hours: Love Poems to God*, trans. Anita Barrowsand Joanna Macy (New York: Riverhead Books, 1996), 88. 許可を得て使用。

# 第1部

# 地図にない土地

私たちの多くにとって、死にゆくプロセスと共にあることへの旅が始まるのは、それが自分自身のものであれ、あるいは友人や親戚のものであれ、アルツハイマー病、がん、糖尿病、心臓疾患といった病気の診断がくだったときです。ほかにも戦争で息子を失くしたり、学校で娘が銃で撃たれたり、炭坑夫が土や石の下敷きになって亡くなってしまうということもあるでしょう。突然、私たちは地図にない土地へと投げ出されてしまいます。それまでよく知っていたものをすべて後にし、未知の世界に入ります。仏教的に言えば、私たちは「知らないということ」や「初心」といった領域に呼び込まれるのです。

死にゆくプロセスと共にあるなかで、私たちは、地図に描こうとしても描けない、コントロールしようとしてもできない、この「知らないということ」に出会うことになります。私たちは思いをめぐらせます。「死ぬって、どういう感じなのだろう」。「苦しいだろうか」。「ひとりぼっちになるのだろうか」。「死んだらどこへ行くのだろうか」。「私がいなくなると、寂しがられるだろうか」。「死は痛いだろうか」。「死は救いなのだろうか」。こうした疑問を抱くなかで、私たちのなかに、「知らないということ」が芽生えてきます。なぜなら、実際に私たちは、いつまでたっても、これらの疑問に答えることができないからです。

第一の信条「知らないということ」は、私たちには奇妙に見えるかもしれません。概念的な知識は私たちの世界では非常に高く評価されています。しかし、多くの文化のなかで、智慧は、知識とではなく、開かれた心と同じだとされています。私たちは、つぎの瞬間に起こることをどうすれば知ることができるのでしょうか。人類学者のアルノルト・ファン・ヘネップは、予測可能で習慣的なことから踏み出す過程を「分離」と呼んでいます。これは通過儀礼の最初の段階であり、それをとおして私たちは馴染みのないもののなかへと入っていきます。(1) 分離という最初の段階で、「知らない」という心が開き、肯定されます。不確かさの只中にあって開かれていようとすることは、仏教の古い詩『宝鏡三昧《ほうきょうざんまい》』のなかで「道を抱きしめること」(2) と言われています。

「智慧というのは、用意のできた心である」と、ある禅の老師が言いました。この新鮮で開かれた心は、事実にも、知識にも、概念にも頼ることがありません。それは私たちの条件づけよりも、さらに深いものです。自分や他者に関する固定観念に囚われていない心です。それは勇気ある心であり、ふだん見慣れたざわめく風景から離れることができる心です。そして、こうあるべきだと思うことよりも、ものごとがありのままにある静かな現実《リアリティ》のなかに入り込むことができる心です。「知らないということ」は、すべての存在に、透明で開かれた心の潜在的可能性が備わっているということを反映しています。つまり、透明で開かれた心とは、悟りの智慧の心であり、それは同時に、底なしで、身近にあり、透明で、とらえようがなく、どこにでも浸透しています。

私たちの心の本質は、大海のように、ただそのままで、境界がなく、完全で、自然です。私たちのほとんどが、安全を感じたいがために、すでに慣れ親しんでいるという理由から、大洋に浮かぶ小さな島を選んで住んでいます。私たちは、安定していて、さも安全であるかのように見える陸地の光景を越えて、広大な世界を見ることを忘れています。しかし、その広大な世界こそが、私たちの本当の姿なのです。

私たちが死んでしまったら、私たちを生命の岸辺につなぎとめている境界はなくなってしまいます。私たちは未知の水のなかに入っていき、慣れ親しんだ場所から遠く離れていきます。アンドレ・ジイドは、長期にわたって海岸線を見失うことなくして、新しい土地を発見することはできないと言っています。[3] これは死にゆくことの本質です。それは、未知のなかに入っていき、私たちをつなぎとめているものを解き去り、私たちの真の姿である広大なものに開かれていくということです。

(1) Arnold van Gennep, *The Rites of Passage*, trans. Monika Vizedom and Gabrielle Leboeuf Caffee (London: Routledge and Kegan Paul, 1960). ファン・ヘネップ『通過儀礼』綾部恒雄・綾部裕子訳、岩波

文庫、二〇一二年
(2) Dongshan Laingje, "Song of the Jewel Mirror Awareness," trans. Joan Halifax and Kazuaki Tanahashi, Upaya Zen Center.
(3) André Gide, *The Counterfeiters*, trans. Dorothy Bussy (New York: Vintage Books, 1973), 353.

# 第1章　発見の道
## ――幸運な闇

私はアメリカの南部で育ちました。少女の私にとって、もっとも身近な存在の一人だったのが、祖母です。私はサバンナで祖母と一緒に夏を過ごすことが大好きでした。彫刻家、芸術家であった彼女は、地元の人たちに墓石を彫ってあげていました。祖母は、村にとっては特別な女性で、病や死の場面に臨むことができ、死にゆく友人たちと一緒にいることのできる人物として地域のためによく尽くしました。

それにもかかわらず、祖母自身が病気になったとき、家族は祖母と同じような思いやりのある存在になることができませんでした。私の両親は善い人たちでしたが、当時の同じ階級の人たちと同様に、祖母が体験している最期の日々をともにする準備ができていませんでした。最初にがんを患い、そのあと脳卒中を起こしたとき、祖母は老人ホームに入れられ、ほとんど一人で放っておかれました。彼女の死は、長く辛いものでした。

それは一九六〇年代の初頭で、医学界は、死ぬことを病気として扱っており、出産も同様でした。死はたいてい家の外に追いやられ、病院のなかで「取り扱われるもの」でした。私は、飾り気のない大きな洞窟のような老人ホームを訪れました。部屋のなかは、親族に見守られることなく見捨てられた人たちのベッドでいっぱいでした——私は、「死なせてちょうだい」、「死ぬことを手伝ってちょうだい」と、祖母が父に懇願しているのを耳にしたときのことを忘れることができません。祖母には、私たちがそばにいることが必要でした。それなのに私たちは、苦しんでいる祖母から目を背けたのです。

祖母が死を迎えたとき、私はとても深い相反する気持ちを抱きました。それは、悲しみと安堵感です。私は葬儀屋で彼女の棺をのぞき込みました。すると、祖母の顔にあった、ひどい落胆のあとがすっかり消えてなくなっていました。祖母はようやくやすらいでいるように見えました。祖母のおだやかな表情を見ていると、彼女の味わった悲惨さの原因は、私をふくめて家族が死を恐れていたことにあることがわかりました。そのとき、私は、人が亡くなるとき、その人のために、そこにいることができるようになろうと誓いました。

私はプロテスタントの家に生まれ育ちましたが、祖母の死からほどなくして仏教徒になりました。仏教の教えは、私の若い頃の苦しみにひとつの見方を与えてくれました。ブッダのメッセージは明確で直接的なものでした——苦しみからの解放は、苦しみそのもののなかにあり、私たち一人ひとりがみずからの道を見いだすことにかかっている、というものです。しかしまた仏教では、みずからの疎外感をくぐり抜けて自由へと向かう道があると言います。ブッダは、私たちが深い集中と慈悲と智慧を育む一方で、利他《りた》の行をおこなうべきだと説いています。さらにブッダは、悟りは神秘的で超越的な体験ではなく、三つの基本的な特質——恐れがないこと、親密さ、透明であること——を求める継続的なプロセスだと教えています。そして混乱や恐れが、開かれたあり方や強さに変わるとき、苦しみが減少すると教えています。

二〇代の頃、私は「青い龍の洞窟」のなかにいました。(1)そこは、心のなかにある暗い空間で、私の短い人生の垢が積もっていました。私が本能的にわかっていたのは、直接自分自身が体験することをとおして癒しを実現しなくてはならないということであり、習慣化していた苦悩との関係を解消するためには、苦悩に真正面から向き合うしかないということです。私は、夜の闇と親しくなることが、生き残るための課題だと感じていました。そして闇について考えることは、それほど役に立たないことが直観的にわかっていました。私は闇とともに修行しなければなりませんでした——すなわち、じっと坐り、私の自然な智慧が心のなかに姿をあらわしてくるのを見つめなくてはなりませんでした。

また、公民権運動やベトナム反戦運動をつうじて、私は世界も苦しんでいることを知りました。私は、個人的にも社会的にも疎外の経験に取り組み、それを変容させていくうえで、仏教の教えと実践が基盤になるかもしれないと心底思いました。こうして、社会活動への取り組みが、私のなかでしっかりと根を伸ばし始めました。自分よりもっと困難な問題をかかえる人たちとのかかわりをとおして、私は自分自身のかかえる諸困難を大きな視野から眺められるようになりました。

祖母の死は、フロリダ州デイド郡の都会の大病院で私が医療人類学を実践するきっかけとなりました。死に直面している人たちにとって、スピリチュアルな問題や心理的な問題がどれほど切実なものになるか何度も目にするうちに、死が私にとっての教師になりました。私は、ケアを提供することがひとつの道であること、私や私の文化に埋め込まれた抵抗のパターンを脱学習するための学校であることを発見しました。ケアをするためには、私たちが静止し、手放し、聴き入り、未知のものに開かれなくてはならないことを学びました。

私がずっと気になっていたのは、死にゆく本人が周辺に追いやられていることであり、また、その人が体験する恐れや孤独のことであり、死の波に生がのみ込まれるとき、医師や、看護師、死にゆく人、家族が感じる恥ずかしさや罪悪感のことでした。私は、スピリチュアルケアがなされるなら、恐れ、ストレス、ある種の薬物や高額医療の必要性、訴訟、医師や看護師が相手を安心させるために割く時間といったものを減らすことができると感じました。それは同時に、専門のケア提供者や家族をケアする人たちにとっても、苦しみや、死、喪失、悲嘆、人生の意味に取り組むうえで役に立つと感じました。

死にゆく人やケアを提供する人、破滅的な事態を経験している人たちにかかわりながら、私は瞑想をおこない、自分の人生にしっかりとした実践の支柱を与え、心を開いて、自分が知っていると思っているもの以上のものを見ることができるようにしました。私は、仏教が、苦しみ、痛み、死、失敗、喪失、悲嘆——十字架の聖ヨハネが「幸運な闇」と呼んだもの——に対し、巧みに慈悲深く取り組むための修行法や洞察を数多く提供してくれていることに感謝しています。[2]このキリスト教の大聖人は、苦しみが幸運になりうることを知っていました。それなしで成長する可能性はないからです。何年ものあいだ、幸運な闇に包まれて、私の人生には明晰さが宿っていました。私は死を敵と見なしていたのですが、私の人生は、死が教師でありガイドであることを発見することになったのです。

若い人類学者として、人類の歴史の考古学的な記録を研究することをとおして、私は死をさらに深く探究しました。何千年にもわたり、すべての文化圏で、死の事実は、恐怖や、超越、実際的対応、スピリチュアリティといったものをかき立ててきました。新石器時代の墓所や旧石器時代の人びとが描いた洞窟壁画では、骨、石、胎児のように丸められた遺体、洞窟の壁に描かれた死やトランスのイメージをとおして、死の神秘がとらえられています。

今日でも、大地の近くに住んでいようと高層マンションに住んでいようと、死は深い泉です。私たちの多くにとって、この泉では、その神秘が干上がったままになっています。それでも私たちは、自分の内に潜んでいる永遠のかけらが、死のときに解放されるという直観をもっています。このような直観があるために、私たちは、「見守ること」——おそらくずっと隠され、沈黙していた自分自身の一部を理解すること——を求められているのです。

死が次第に近づいてくると、死を前にした人は、自由へと誘う静かな、小さな声を聞くことがあります。死にゆく人の傍らで坐っていたり、瞑想でじっと静かに坐っていたり、自分に馴染みのない文化の端っこで坐っていたりするとき、私もその静かで小さな声に出会うことがあります。その声が聞こえるほど沈黙するとき、その声は私たちすべてに話しかけてきます。

## 瞑想
## どのように死を迎えたいですか

数年前、死を前にした友人が、ヒンドゥー教の叙事詩マハーバーラタの一節を読んでくれました。それは思わず笑ってしまうような話です。徳の高いユディシタラ王（死の王であるヤマの息子）は、「この世の中でいちばん驚くべきことは何か」と尋ねられました。ユディシタラは、こう答えました。「この世でいちばん驚くべきことは、私たちのまわりには、死んでいく人がたくさんいるというのに、誰も自分が死ぬとは思っていないことだ」と。(3)

死にゆく人のケアについて教えるとき、私はよく、死にまつわる私たちの物語を調べてみる質問から始めます。その物語には、文化や家族にずっと受け継がれてきたものもふくまれます。自分たちの物語を見てみることによって、私たちが死ぬときに起こるはずだと思っていることがわかり、そして新しい可能性が開かれます。

まず、たいへん率直で、わかりやすい質問から始めます。それは「あなたが死ぬとき、最悪のシナリオは何ですか」というものです。この質問の答えは、私たちの人生の薄皮の下に潜んでいます。それは、私たちが人生をどう生きるかという選択の多くを、意識の下から形作っているのです。この強力な自己探究の実践では、自分が想像しうる最悪の死について、自由に、詳細に（どのように、いつ、どんな理由で、誰と一緒で、どこで、といったことも述べ）、そのすべてを書きだすように求めます。あなたの心を検閲したり、修正したりしないで書くようにし、書いているときに、あなたの心のなかの対処できない要素がすべて現れてくるがままにします。この作業に五分ほどかけます。

それが終わったら、自分自身に、どのように感じているか問いかけてみます。あなたの身体は、どのように感じているでしょうか。何があなたに起こっているでしょうか。このような反応も同様に書きとめておきます。ここで重要なことは、正直に自己観察をおこなうことです。あなたの身体は何を告げているでしょうか。この最悪のケースの死を想像することで自分がどのように感じるか、数分程度かけて書きとめます。

それから、つぎに五分ほどかけて、二番目の質問に答えます。「本当はどのように死にたいですか」。もう一度、それをできるだけ詳しく書きとめます。「理想的な時間はいつでしょうか」。「場所はどこでしょうか」。「どのような死ですか」。「あなたのそばに誰がいますか」。それを書き終えたら、もう一度、あなたの身体と心に起こっていることに注意を向けてみて、同じように、そのふり返りを書きとめておきます。

できれば誰かほかの人と一緒に、このエクササイズをしてみます。そうすれば、答えがそれぞれ、どれほど違っているのかがわかるでしょう。驚くべきことに、あなたがいちばん恐れていることは、他の人には、あまりうまく共有してもらえないかもしれません。また、あなたにとって理想的な死であっても、他の人にはそうではないかもしれません。この問いに対する私自身の答えは、年を経るごとに変わっていきました。何年も前には、長く患うことが最悪の死だと感じていました。いまは無意味な非業の死をとげることがずっと辛く感じられます。長く患う死は、より十分に準備を整える時間を与えてくれるかもしれません。そのうえ、私が死んでいくなかで、他の人にとって何か役に立つことがあるかもしれません。

私が死と死にゆくことについて授業をしている神学校では、クラスの三分の一の学生が「眠ったまま死にたい」と答えました。また別の場所でこの質問をしたときには、私が予想した以上に、一人でやすらかに死にたいと答える人が多くいました。自然のなかで死にたいという人もかなりいました。この質問に対して何千もの答えを受け取りましたが、病院や老人ホームで死にたいと答えた人は、ほんのわずかでした。実際には、そのような場所で亡くなっていく人が多いにもかかわらずです。ほとんど誰もが、何らかの仕方で、根本的にスピリチュアルな死を迎えたいと望んでいました。非業の死や突然死は、最悪の可能性のひとつと見なされていました。痛みがなく、スピリチュアルな助けがあり、意味を感じられる死が、あらゆるところで最良の死と見なされていました。

どのように死を迎えたいかを探究したあと、最後に、三番目の質問を自分にしてみます。「あなたが望む死を迎えるために、すすんでおこないたいことは何でしょうか」。私たちは、仕事につくために、時間をかけて自分を教育し訓練します。私たちの多くが身体をいたわるために、たいへん多くの時間をかけます。また人間関係を気づかうことに、いつもエネルギーを注ぎ込みます。そこで、いま自分に問いかけてみます。すこやかで穏やかな死を迎えるために、あなたは何をおこないますか。今この瞬間と、あなたが死を迎えるとき、そのいずれにおいても、あなたが不死の悟りを体験する可能性に開かれるには、どうすればいいでしょうか。

（1）John Daido Loori, *Mountain Record of Zen Talks*（Boston: Shambhala Publications, 1988）, 21.

（2）San Juan de la Curz, "The Dark Night," in *The Poems of St. John of the Cross*, trans. John Frederick Nims（Chicago: University of Chicago Press, 1979）, 19.

（3）Jane Polden, *Regeneration: Journey through the Mid-Life Crisis*（New York: Continuum, 2002）.

# 第2章

# 瞑想の核心——言葉と沈黙

何年も前に、高齢のチベットのラマ僧と一緒にすごしたことがありました。彼は、自分の死が近づいていることを喜んでいるように見えました。私はこの方に、「あなたが幸せなのは、すでに年老いて死ぬ準備ができているからでしょうか」と尋ねました。すると彼は、「母親の元に戻る子どものような気持ちですよ」と答えました。彼の人生はすべて、死ぬための準備でした。「長いあいだ死の準備をすることで実際に私の人生は生命を得たのです」と彼は話してくれました。そして死を迎えつつある今、彼の心はついにその真の本性を開こうとしていました。

スピリチュアルな実践は、私たちに拠り所や避難所を与えてくれます。そのなかで、私たちの外側の世界で起こっていることと、頭と心のなかで起こっていることの両方について洞察する力をつけることができます。それは、ケアをする人にとっても、いままさに死に臨んでいる人にとっても同じほど重要な安定感をもたらしてくれます。また、それは、慈悲、喜び、無執着といった健全な精神の資質を養うことができます――これらの資質は、私たちが苦しみに直面し、おそらくはそれを変容させるだけの回復力《レジリエンス》をもたらしてくれます。そしてスピリチュアルな実践は、不確実さや疑いといった、詩人のキーツが「消極的能力」と呼んだものが、真実の拠り所へと変化する場となりえます。

ある一人の死にゆく女性は、彼女の瞑想体験を、まるで母の懐に抱かれているようだと言い表しました。彼女は瞑想中、自分の苦しみから逃げだすのではなく、むしろ、やさしさと強さに迎えられているように感じたと言いました。みずからの痛みや不確実さに身をまかせていくにつれて、彼女は、まさにそのゆだねることのなかで、「知らないということ」の真実に気がつきました。この経験によって、彼女はさらに大きな平静さを得たのです。

死にゆく人の傍らでただ静かに坐っていたり、嘆き悲しむ親族たちが感情をあふれさせているところを見守っていたり、また、生活が激変した人の恐れや、怒り、悲しみ、混乱に向き合い、完全にそこに安定して存在しようと努力しているときには、私たち自身の感情が強すぎて邪魔になることがあります。私たちは、自分自身の精神状態を受け入れて、熱くても冷たくても、それを変容させる道を見つけだしたいと思うかもしれません。もし観想の訓練によって土台になるものが確立されていれば、私たちは嵐のなかにあっても、静けさや、広がりや、回復力を見いだすかもしれません――たとえ、その嵐が、死にゆくことに関して自分自身が抱いている困難であったとしても、です。

仏教徒はよく、修行として規則正しく瞑想をおこなうことについて話します――なぜなら、私たちは、今ここに在ることを修行しているからです。それを完璧にやりとげる必要はありませんが、そこに顔を出さなくてはなりません。規則正しく瞑想をおこなうことによって、言葉と沈黙という姉妹関係にある贈り物が手に入ります。言葉と沈黙はしばしば互いに手に手をとって役に立ってくれます。言葉は、私たちの頭と心のなかに決定的な洞察をもたらします。一方で、沈黙は、私たちのなかで、深い集中、静寂、精神的な安定を養うためにはなくてはならないものです。この姉妹同士の贈り物を活用する観想的戦略を取り入れることによって、私たちは、死にゆくプロセスとケアすることの両方に対して準備することができます。人によっては、沈黙、集中、開放性を取り入れる人もあるでしょうし、ポジティブな想像力を育むことや、健全な精神的特性を生みだすことを取り入れる人もあるでしょう。

苦しみがそこにあるとき、沈黙や静寂だけでは十分ではないのではないか、と感じられることがよくあります。私たちは「何かをすること」に駆り立てられます――話すこと、慰めること、働くこと、掃除をすること、動きまわること、「助けること」に駆り立てられます。しかし、一緒に瞑想してみることで、ケアする人も死にゆく人も、慰めや支援を越えた親密な沈黙のなかに抱かれることができます。死にゆく人の傍らに坐っているとき、私は自分自身に注意深く、こう尋ねます。どんな言葉が彼女のためになるだろう。何かを語ることが本当に必要なのだろうか。彼女とのあいだで、言葉や行動を越えた相互関係をとおして、さらに大きな親密さを知ることができるだろうか。私の人格が二人のあいだに愛情のこもったつながりを作りだそうと介入することなく、ただくつろいで、ここにいることだけを信頼することができるだろうか。

死を前にしたある男性が私に言いました。「母が死んでゆくとき付き添っていたことを思い出します。母は、今の私のように歳をとり、すでに旅立つ用意ができていました。私は母のそばにただ坐り、母の手を握っていました。……あなたも私の手を握ってくれませんか」。そうして私たちは沈黙して坐り、相手に触れることで、心が結びつきました。

沈黙と同じように、言葉は本当に役に立ちます。祈りであれ、詩であれ、対話であれ、誘導瞑想であれ、個々の瞬間とものごとの意味を明らかにする手段として、言葉の贈り物に頼るのもよいでしょう。死にゆく人や悲しみにくれる家族の言葉に耳を傾けることは、話している人の役に立ちます。それはすべて、私たちがどのように聴くかにかかっています。話をした本人が、自分の話したことを本当に聴きとることができるように、私たちは、その人の言葉と感情をふり返ることができるでしょう。このような見守りは、聞き手としての私たちに、洞察とインスピレーションをもたらします。言葉は、人を極限の恐怖に縛りつけていた固い結び目をゆるめ、その人を、慈悲深く、心を開いてくれる真実へと連れ戻してくれます。また、すぐれた言葉や誘導瞑想は、問題に取り組むためのポジティブな態度や巧みな手段を育むことができます。

マインドフルネス（訳注：気づき）は、私たちが死にゆくプロセスと共にあるときにおこなうあらゆることの核心にあるものです。それは、今この瞬間に起こっていることに深い注意を向けるという実践です――つまり、観察する人の心と身体に起こっていることや、私たちの周囲で起こっていることに注意を向けるということです。身体、呼吸、生理的変化（病や痛みをふくむ）にマインドフルになる練習をしてもいいでしょう。また、私たちに生じる反応――快や不快から生じてくる感情――にマインドフルになり、それらが生じては消えていく様を見つめる体験をすることもできます。最終的に私たちは心の状態――願望、怒り、混乱、集中、明晰さ、散漫な気持ちのようなもの――について調べることができます。これら、身体、感覚、心、心の対象は、マインドフルネスの四つの基盤（訳注：四念処《しねんじょ》）となるものです。

マインドフルネスの実践によって育むことのできる特質である開放性や受容と結びついた信頼と忍耐は、死にゆくプロセスと共にあるとき、私たちの支えとなってくれます。このような特質に助けられて、私たちは、慈悲と平静さのあいだの不可欠な関係を育むことができ、私たちの人格や、概念的な心よりも深い場所から反応することができるようになります。平静さと慈悲が互いに切り離すことのできない同伴者として私たちの活動のなかで働くとき、私たちは独断的な価値判断を控え、結果に執着することも少なくなります。私にとって、マインドフルネスの実践は、私がケアを提供することを学び実践するうえで、その土台となってきました。マインドフルネスの実践をすることによって、私たちの多くが内面の静かな空間にふれることができました。私たちはそこから、みずからの強さと智慧を引き出すようにしなくてはならないのです。

また、マインドフルネスの実践によって、心と身体を安定させることができます。それによって私たちは、すぐに反応してしまうことが減り、より柔軟に対応し、回復力を高めることができます。また、それはストレスを減らし、直観力を鋭くしてくれます。

マインドフルネスは、他者を助けたいという願いをもつことによって活性化します。利他的な心の状態にもとづいてかかわると、自分への強い執着を断ち切ることができます。奉仕をしたいという思いがあると、私たちの実践にエネルギーと深みが与えられ、実践がより柔軟で包括的なものなります。

祈りであれ瞑想であれ、その実践が本当に有益なものになるためには、私たちの全存在をその瞑想の実践にもち込まなくてはなりません。他者を援助するために実践をおこなおうとする志や、全身全霊で取り組もうとする姿勢や、実践に注ぎ込むエネルギーによって、瞑想の質と結果に大きな違いが生じます。たとえば、私たちが恋に落ちると、私たちは、愛する人に最善を尽くそうとして多大なエネルギーを注ぎ込みます。もし深刻な病だと言われたら、治療法を見つけようと懸命になるはずです。スピリチュアルな実践は、それと同程度の積極的なかかわりと努力を必要とします。

私たちはまた、非現実的な期待を抱くことが問題であることも自覚しておくべきです。瞑想の訓練は、苦しみを生みだすような長く居すわっている心の習慣をすばやく直せるものではありません。身体の柔軟性を高めるには、ゆっくりストレッチをおこなうことが必要であるのと同じように、心を訓練するためにも時間がかかります。身体の調整をしていなければ、一日のうちに重いものを持ち上げられるようにはなりません。身体の準備ができていなければ、すぐに高地にたどりつくことは不可能です。期待が大きすぎ、トラブルが生じ始めると、私たちはよく実践を諦めてしまいます。

実際には、いわゆるトラブルと呼ばれるものが現れてくることを予想しておくべきです。なぜなら、自分の習慣的な心と身体の働きを止めて静かに坐っていると、しばしば、さまざまな困難がより明確に浮かんでくるからです。私たちは、苦しみに対してさらに敏感になり、崩壊のリスクが高まることを感じとることができます。おそらくここで崩壊してしまうのは、自我――小さな分離された自己としてのアイデンティティ（訳注：自己同一性）――であり、私たちの健康な部分は、むしろその崩壊を歓迎することでしょう。しかし多くの場合、自我の解体に伴うなまの難しい感情を受け入れるのは、それほど簡単なことではありません。忍耐強く進んでください。この本に載っている瞑想技法は、どれも長い年月をかけて試行錯誤をくり返しながら発展してきたものであることを理解してください。それらの効果が出るまでには、時間がかかります。ですから、忍耐強くおこなってください。実践をおこなっているときに生じる困難は、実践がうまくいっていることの証かもしれません。たとえ忍耐することや手放すことが容易でなくても、価値判断を差し控え、抵抗があるときにはいつでも、それらの資質が自分にも備わっていることをやさしく思い出してみてください。私たちは、すすんですべてを投げ出さなくてはなりません。とりわけ自分がもっとも執着しているものを投げださなければなりません。

最後に忘れてはならないのは、打ち込むこと《コミットメント》、一貫性、動機づけの大切さです。これらすべてが努力を要します。ただそこに坐って、何か不思議なことが起こるのを期待することはできません。つづける理由がまったくないように思えるときも、受容という核心部分もふくめて、あなたのすべてを瞑想に投入してください。この気持ちを受け入れて前進してください。このような抵抗そのものが瞑想の実践を支えるために用いられるとき、それは瞑想に強さと深みをもたらします――私たちの死との出会いを、よりまっとうなものにしてくれるのは、まさにこの同じ心の特質なのです。

　努力することと並んで、実際に瞑想をしていないときでも、気づきを高め、現在の瞬間にとどまりつづけてください。死にゆく人とかかわるなかで、どんなことをしていようと、私たちは、それをマインドフルにおこなうことを誓います。それが清拭の手伝いをしたり、便器を取り替えたり、病気の友人の枕元で黙って坐っていたり、ひとりで静かに坐っていたりする場合であろうとも。正式なマインドフルネスの実践によって、私たちは、このような気づきを高めることのできる広々とした力強い器を手に入れます。また、私たちには、ある種の集中力が必要とされます。なぜなら、死にゆくプロセスとともにあるとき、マインドフルネスはありとあらゆる複雑な状況によって日常的に試されるからです。たとえば、極度の悲嘆、怒り、不満といった状態にある家族とかかわったり、およそ耐えがたいほどの身体の痛み、恐怖、拒絶、孤独に苦しむ死にゆく人たちとかかわったり、アルツハイマー病が徐々に進行していく友人や、息子を殺された母親に寄り添ったりすることになるのです。集中した気づきがあれば、身体、言葉、心（訳注：身口意《しんくい》）が同調し、とりたてて何かを付け加えることなく、目の前の状況に完全に注意を向けることができます。

　マインドフルネスをおこなうことを学んでいるときには――何年も瞑想をつづけている場合でも――私たちにもっとも身近な対象である呼吸に集中します。呼吸との親密な関係のなかにとどまります。それから、自分の身体をふくめるようにして、集中力の範囲を広げていき、呼吸、心、身体がひとつになっている状態のなかにとどまるようにします。ひとたびこのような状態がわかると、私たちをとりまく世界をふくむように、集中力を開いていくことができるようになります。恐れというカミソリの刃先のような囲いを越えて、ゆっくりと自信が広がっていきます。このようして、私たちは存在そのものとゆるぎない親密な関係をもてるようになります。

## 瞑想
## 背中をしっかり、正面をやわらかく

呼吸に従っていき心を静める実践は、仏教の修行の中心にあるだけではありません。それは、死にゆくプロセスと共にある実践にとっても決定的に重要なものだと私は信じています。この瞑想のなかで、私たちは心を落ち着け自分自身の内面に静寂を見いだす仕方を学ぶことになります。そして、この瞬間に何が起ころうと、どんな瞬間にもやすらいでいられるようになります。

しばらくのあいだじっとしていられるように、ゆったりとした姿勢で坐ります。椅子を使っても、瞑想用のクッションに坐ってもかまいません。坐ったら、ゆっくりと自分の呼吸と身体に気づいていきます。体の力は抜きます。椅子に坐っているなら、脚を楽にして、両足を床のうえに水平につけます。クッションに坐っているなら、いちばん楽なように脚を組みます。ただし、血流が悪くならないように気をつけてください。身体にかかる重力を感じてみます。大地に根ざしているという感覚を、体と心に取り入れます。地球としっかりつながっているという力強さを全身で感じてみます。このしっかり安定した状態のなかに、くつろいで入っていくことができます。

それでは、あなたの背骨に気づきを向けます。背骨のなかに息を吸い込みます。背骨がまっすぐで、強く、柔軟で、伝達力をもっていることをよく感じとってみます。姿勢を安定させるために、やさしく左右に揺らします。どんな状況にあっても、背骨の強さがあなたをまっすぐに支えてくれます。声に出さずに「背中をしっかり《ストロング・バック》」と言えば、この強さを思い出すことができます。あなたの心と背中はつながっています。心のなかで、まっすぐ立っていることと柔軟さの感覚を感じてみます。

つぎに、おなかに気づきを向けます。おなかのなかにまで息を吸い込みます。おなかが上がったり下がったりするにつれて、呼吸が深く、強く入っていくようにします。おなかのなかまで深く息を吸い込むにつれて、自然にわき起こってくる勇気と開かれた気持ちを感じてみます。気づきを胸のあたりに移し、そこにあるやわらかく開かれた感覚にふれてみます。自分自身の苦しみとともにあり、あなたと同じように他者もまた苦しんでいるという事実とともにあるようにします。苦しみから解き放たれ、他の人も自由になるように助けているところを想像してみます。おなかから力強い決意が湧き上がってくるのを感じてみます。心を開いて、風通しをよくします。息があなたの心を通りぬけるたびに、固くなっているものをすべて手放します。「正面をやわらかく《ソフト・フロント》」と言って、自分自身のしなやかさを思い出すようにします。

それでは、あなたの気づきを肺に向けてみます。背骨をまっすぐにして、肺いっぱいに息が入ってくるようにします。おだやかに肺を空気でいっぱいにします。感謝を込めて、あなたの生命がこの一息一息に支えられていることを思い出します。この時点で、身体の前面がすべて開かれて、受容的で、浸透しやすいものに感じられはじめるかもしれません。開かれた身体をとおして世界を感じることができます。それは慈悲をもたらしてくれます。しっかりした背骨を感じることによって、あなたは苦しみと共にいることができます。これは、平静さを与えてくれます。平静さと慈悲の質が混じり合うようにします。互いが呼応して、あなたに真の存在感をもたらしてくれます。「背中をしっかり、正面をやわらかく」です。これは、死にゆくプロセスと共にある私たちの仕事にとって本質となるものです。

あなたの肩に気づきを向けます。肩をやわらかくし、リラックスさせます。では、気づきの焦点を両手に移してみます。つぎの二つの手の位置を試してみて、手があなたの精神状態について、どんなことを教えてくれるのか見てみます。一つ目は、両手を膝のうえに置いておき、体の正面を開くようにします。これは、あらゆるものが意識のなかにそっと入ってくるようにして、気づきを共有することに入っていく方法です。もうひとつは、両手をおなかの前にもっていくようにします。これは、内なる気づきと集中を高めてくれます。

目でおこなうことは、心の状態に影響します。目が何もつかまず、ただ前を見つめるだけにすることができます。目を少し開き、床に視線を落としてもかまいません。あるいは目を閉じてもかまいません。目を見開いて見ると、生命の展開と共にいることができ、この現象の世界に光の輝きがみちあふれます。目を少しだけ開くと、あなたは、心と外界のあいだにある戸口に立ちます。どちらの世界に入るのでもなく、どちらも空《くう》にもち込みます。目を閉じると、乱されることのない集中のなかに、くつろいで入ることができます。

どんな音や、光景、匂い、味、感覚が生じてきても、呼吸に心をとめておき、それらがあなたの気づきのなかに、ただ生じては消えていくままにしておきます。単純であることを自分に許しましょう。こうして、あなたの人格よりも深く、あなたのアイデンティティよりも深く、あなたの物語よりも深い場所へと、くつろいで入っていくことができます。

瞑想の実践を終えたら、自分に生じた良いことをすべて他者へとふり向けます（訳注：功徳の回《え》向《こう》）。そして、他者を助けるために実践の精神を日常生活に生かすことを忘れないようにと、自分に言い聞かせます。

以上は、この本でもくり返し立ちもどってくる基本的な瞑想です。少しのあいだ呼吸に従ってみることは、心と身体を落ち着け、今後さらに複雑で刺激的になっていく実践の準備としていちばん良い方法だと思います。私はよく呼吸を自分の注意の対象として用います。なぜなら、まさにこの命は呼吸に頼っているからです。さらに、あなたは呼吸の質によって自分の精神状態を知ることができます――呼吸が乱れているのか、スムーズなのか、浅いのか、深いのか、速いのか、遅いのかといったことです。しばしば呼吸を整えることによって、自分を落ち着かせることができます。事態が非常に緊迫したり、バラバラになったりしたときは、地に足がついた感覚を取り戻すために、いつでも必要なだけ呼吸に戻ってくることができます。

# 第3章

# ヤマアラシ効果を超える——過去の恐怖をやさしさに変える

世界的な宗教学者であるヒューストン・スミスは、あるとき、とても有名な心理学者の話をしてくれました。彼は、死を間近にした気難しい老人でした。ある朝、彼がトイレに行こうと苦労していたので、看護師が助けようとしました。すると彼は突然、看護師に「自分でできるぞ！」と言い返しました。それから彼は床に崩れ落ちて亡くなりました。

スミスがこの話をしたのは、自分が必要としている助けに対し、私たちがどれほど防衛的になってしまうことが多いか、ということを示すためでした。彼は、このような反応を「ヤマアラシ効果」と呼んでいます。私たちのなかには依存性の問題を抱えている人たちがいて、他者からの支援を受けとることが難しい人がいます。そのようにして私たちは、互いに対する基本的なやさしさを抑圧しているのかもしれません。

非常に多くの場合、いわゆる強さは、愛からではなく、恐れからきています。私たちの多くは、しっかりとした背中を手に入れるのでなく、弱い背骨をかばって正面で防衛をしています。言いかえると、私たちは自信のなさを隠そうとして、よちよちと防衛的に歩きまわっているのです。比喩的に言えば、もし背中を鍛えて、しなやかだがしっかりとした背骨を作ることができれば、やわらかく開かれた正面を得て、分け隔てのない慈悲を勇気をもって示すことができるのです。あなたの身体のなかで、これら二つ――しっかりとした背中とやわらかい正面――が出会うところは、どっしりと穏やかな基盤となり、私たちが死と共にいるプロセスを始めるとき、そのなかにケアの活動が深く根をはっていくことができます。

しっかりとした背中としなやかな正面の慈悲をもって、ケアを提供し、ケアを受け入れ、過去の恐怖を真のやさしさへ移し変えるにはどうすればいいのでしょうか。私は、私たちが本当に透明になって世界をはっきりと見て、世界のほうが私たちを覗き込むようになるとき、それが起こると思っています。

禅僧のイッサン・ドーセイは、透明性がいかに働くのかということについて、すばらしい教訓を私に与えてくれました。イッサンは、サンフランシスコのゲイ地区にハートフォード・ストリート禅センターとマイトリー・エイズ・ホスピスを設立しました。彼自身はＨＩＶの陽性と診断されたことはなかったのですが、彼のまわりで死に直面している仲間たちに援助の手を差しのべることが非常に重要だと考えていました。建物は物理的にはとても小さいものでしたが、何でも、誰でも、その屋根の下にぴったりと収まることができました。イッサンは、大きな屋根のような仏教者でした。

ときどきイッサンと私は一緒にリトリートをおこなうことがありました。やがて彼は私をホスピスの役員として招いてくれました。イッサンの活動をとおして、危機に直面しているコミュニティで仏教が実際どのように働くのかわかりました。ホスピスでは、信心深さを感じることはありませんでした。他者の傍らを拠り所とするだけなのですが、その拠り所は空のように広大でした。そこでの実践は、苦しみの残りかすからエネルギーを得ていました――それによって消耗させられてはいませんでした。

ある日、イッサンがエイズの診断を受けました。私たちは、彼が長く生きられるようにと願いました。しかし、結局、彼に残された時間はわずか数年であることがわかりました。死の少し前、イッサンは、彼の師であるリチャード・ベイカー老師から印可《いんか》を受けました。禅仏教において印可とは、弟子が悟ったことを認めるということです。イッサンはかなり体が弱っていて、儀式のための祭壇まで歩いていくのがやっとでした。バスローブを着て、震えながら椅子から立ち上がり、彼の師の前に弱々しく何歩か進み出ました。ベイカー老師は途中まで出迎えました。その瞬間、大きな蓮の花が咲きました。

私は、イッサンがこの日が来る前に、何度も印可を受けていたと思います。彼は自分自身に対して、彼をとりまく人たちに対して透明になっていました。彼は、意見やアイデンティティや概念によって邪魔されませんでした。イッサンの講話のあとで、ある友人が私に言いました。「すばらしい！　ひとつの考えもない！」

イッサンの健康状態は悪くなっていきました。ある日、私は南カリフォルニアから彼の病院を訪れました。これまで多くの死にゆく人のそばにいたのですが、イッサンの死を見るのはとても辛いことでした。そこにいた彼は、あまりにも多くの存在でありました。私のよき友であり、お手本であり、愉快な人でした。彼の生き方は、私たちすべてに、真の人間であるとはどういうことなのか、「他」という感覚が消え去った状態で他者のために存在するとはどういうことなのかを教えてくれました。ときには笑いのなかで、それは消えていました。ときには沈黙のなかで消えていました。彼はときとぎその茶色い目で、ものごとの核心を見抜きました。他の多くの人と同じように、私も、この友人にずっと生きていてほしかったのです。

私が午後遅くに訪れたとき、イッサンは病院のガウンに身をつつみ、細くもろい体でベッドの上に坐っていました。おそらく死の一ヶ月ほど前でした。私は彼のベッドのそばに坐りました。すると突然、涙が私の頬をぬらしました。イッサンは、私の手にふれようと手を伸ばしてきました。そして「涙はいらないんじゃないか」と、私を見て言いました。それから、にっこりと微笑みました。

その親切なしぐさに接し、以前にはわからなかった何かがはっきりとしてきました。私は、イッサンのケアをしようとそこに行ったのに、実際は、イッサンが私をケアしてくれていたのです。純粋で、何物をも介さない慈悲を放つ真の仏のように、彼は鏡を手にして、私が余計で不必要な憐憫《れんびん》を見通せるようにし、私たちの友情の真実を見ることができるようにしてくれたのです。何か微細なもの――憐憫を超え、言葉を超えたもの――が二人をつなぎ、互いを透明なものにしていました。真の関係性が存在していなければ、このような解放は実現されません。ここが霊《スピリット》のあらわれる場所です——個人のなかではなく、個人と個人とのあいだです。これが起こると、自己と他者のあいだの区別はただ消え去ります。恐れというトゲは、心のまわりから消えていきます。透明な交わりが起こった瞬間、イッサンと私は愛と死の宝箱を開いたかのようでした。

どのようにすれば、こうした透明性を育むことができるのでしょうか。ときどき私は、蓮の花という観点から、それについて考えます。純白の花をつける蓮の根は、池の底の泥のなかに埋まっています。しかし、まさにその泥が栄養分となって蓮を育み、太陽に向かって花を咲かせることができるのです。

蓮の花は、まさに苦しみによって育まれた、私たちの目覚めた心です。おそらく私たちのなかには、心の奥底に横たわる、打ち捨てられ朽ちはてた過去の自分のなかに身をひそめて生きてきた人もいるでしょう。私たちは今、苦しみを食べ物や燃料として利用し、自分たちの人生や、この世界の生活をもっとよく見えるようにすることが求められています。今こそ、私たちの人生を重くるしく扱いにくいものにしてきた苦しみの、湿って、じめじめした部分を食べ尽くすときです。私たちの修行では、イッサンがそうしたように、水の底で餌を採るものとなり、蓮のように泥を食べて、自分の心と頭を世界に対して開く強さを身につけるようにします。

私たちが開かれ、みずからの苦しみをより大きな辛棒強い仕方で受けとめられるようになるためには、事故や最悪の診断、あるいは災害に出会う必要のあることがよくあります。しかし、苦しみによって、私たちはまた感じやすくもなります。とても敏感なときには、自分を守ろうとして、自分の殻に閉じこもりたくなるかもしれません。苦しみは両刃の剣です——私たちを解放してくれることもあり、身を隠させてしてしまうこともあります。

崩壊することもなく、疎外感のうちに身を引くこともなく苦しみに向き合い、それを見守るためには、まず心を安定させ、苦しみと仲良くならなくてはいけません。つぎに、心を人生——私たちの内と周囲の人生の全体——に開き、安定した内なる土台から、人生を明晰かつ無条件に見るのです。そして恐れることなく、私たちの心を世界に対して開き、たとえそれがどれほど不幸で苦痛にみちていようとも、その世界を迎え入れます。私はこれを「三重の透明性」と呼んできました——つまり、私たちが自分自身に対して透明であること、世界が私たちに対して透明であること、私たちが世界に対して透明であることです。

透明性は、開かれていることの感覚と「知らない」という心をもって、一人ひとりに近づき、一つひとつの状況に取り組むときに役立ちます。それが難しいこともよくあります。私たちは、自分がもっている実践的なケアの技術をすべて発揮しなければならないと、考え違いをしているのです。しかし、開かれていることから生まれる存在感《プレゼンス》こそが、実際には私たちが提供できる最高のものなのです。他人のために活動していても、私たちの存在がその行為を支えています。それが最高の見守り方です。ホスピスで働いていたある年配の人が、あるとき私にこう言いました。「死を前にした人の家に入る前に、自分が知っていることを全部、車に置いていくようにしています」と。「知っている」ふりをすることは、ただ自分の恐れを覆い隠しているだけなのです。

たとえどんなに忙しくても、簡単な観想的要素をケアの実践に取り入れることはできます。それは、私たちが死にゆく人につき従っていき、恐れのなさを提供するための助けになるでしょう。実践や祈り、沈黙や存在を死にゆく人と一緒に分かち合うことは、ケアをする人の健全《ウェルビーイング》なあり方にも役立ちます。周囲で起こる出来事や、自分の希望や恐れに囚われているとわかったら、速度を落とします。立ち止まってもかまいません。たえず呼吸に注意を向ける習慣を身につけるようにしてください。呼吸を使って心を安定させ、集中させます。

また言葉を使って、存在感や、自分への慈悲心を生みだすこともできます。たとえば、つぎのような言葉が役に立つはずです。私はそれを自分の実践にも使いますし、ケアをする人や死にゆく人にも教えています。息を吸うとき自分自身に言ってください。「息を吸います。体と心が静まります」。息を吐くときには、「息を吐きます。手放します」と言います。また、息を吸うときに「今の瞬間に存在します」、息を吐くときに「今この瞬間しかない」と言います。私は何年も前に、このひとつの形を、ティック・ナット・ハン師から教わりました。そのとき以来、それは私の良き友です。

今の瞬間につながる別の方法は、感覚の領域を使うものです。窓の外に目をやり、少しのあいだ空を見ます。注意深く部屋のなかの音に耳を傾けてみます。死にゆくプロセスにある人に心をこめて触れてみます。冷たい水を少し飲んでみます。今この瞬間に細やかにふれてみます。それから深く呼吸をし、吐く息とともに体の緊張をほぐします。そして、あなたがこのワークをおこなっている理由を思い出すようにします。

チベットの仏教徒は「私たちはみんな前世では互いの母親だったことがある」と言います。あらゆる存在があなたの母親だったと想像しながら、見知らぬ人、生き物、そしてあなたを傷つけた人もふくめて、あなたが出会うすべての人に等しく愛をおくるようにしてみます。この修行は、私たち西洋人のなかでは必ずしもいつも容易にいくわけではありません。それが容易でない人は、自分の母親とのあいだに葛藤を抱えていることがあります。しかし、私は、私や他者に生命を与え、保護や、栄養、やさしさを与えてくれた存在を想像することができます。私は、死にゆく人をケアするときには、私自身が死にゆく人の母親であるかのように、やさしさを与えることと受け取ることの両方をしようとします。そして、その死にゆく人を私の母親として見ようとし、だまって自分に「今こそ、すべての母なる存在の、大いなるやさしさに恩返しをするときだ」と言います。すべての存在を母の愛をもって思うことは、私が機械的な行動に陥ったときや、疎外感を感じるときや、心を開くことができないようなときには、すぐれた参照点になります。

数年前、私はタイのバンコク北部の深く湿ったジャングルのなかにある尼僧院を訪れたことがあります。巨大な円柱の石灰岩でできた構造物が森のうえに突き出していました。センターの中央エリアまで車で行ったとき、私はクティ（瞑想用の小屋）が檻のなかにあるのを見て、少し驚きました。その檻には、大きな明るい赤色のワニのぬいぐるみが結びつけられていました。それはとても奇妙な光景でした。

それ以上に興味深かったのは、何百頭ものサルが、そのまわりで飛び跳ねていたことです。まぎれもなく動物園でした。でも、檻のなかにいたのは、サルではなく、尼僧たちでした。

私は、あまりにも人なつこいたくさんのサルがいたので、少し恐怖を覚えながら車から降りました。まわりでサルが飛び跳ねているなかを、私は、尼僧院の中心となる場所へと歩いていきました。年配の尼僧院長が真ん中に坐るようにと手招きしてくれました。そして彼女と修行の話をしました。私は心のなかで「また別の面白い仏教体験だわ」と、つぶやきました。

何百匹ものサルがキーキーと鳴く声の只中で、私はふいに悪臭に襲われました。無作法に見えないように、私は目を尼僧に向けたまま瞑想に関する会話をつづけました。しかし、とうとう私は、この腐った臭の元が何なのかを見きわめようと、周囲を見回さなければ気がすまなくなりました。すると、ひどい苦痛でいっぱいの目をした一匹のサルに目がとまりました。サルの腕には、すでに亡くなってから時間が経った赤ちゃんザルが抱かれていました。その小さな体はふくれあがり、目にはうじがたかっていました。

私は呆然となりました。目にしているものが信じられませんでした。そして、息子の亡骸を手離すことができなかったキサーゴータミーの話を思い出しました。キサーゴータミーの場合には、生きとし生けるものはみんな死んでいくという真実を彼女が理解できるように、ブッダと村人たちが力を貸しました。この母ザルには、無常という真実に気づかせ、執着することの無意味さを教えてくれるブッダはいませんでした。

たくさんのサルが騒然と動き回っているさなかで、私の目とその母ザルの目が合い、少しのあいだ互いの悲しみに浸りました。私は心のなかで「もう赤ちゃんザルを手放してあげて」と母ザルに頼みました。もうその時でした。その瞬間、母ザルが知的な表情を見せたような気がしました。母ザルは向きを変え、片手で赤ちゃんザルをぐいっとつかんで、ゆっくり暗いジャングルのなかへ立ち去っていきました。どういうわけか、サルはそこで立ち止まれるほど信頼しており、私も母ザルに出会えるほど信頼していたのでした。

私たちの本質は、ブッダの本質にほかなりません。ブッダという語は単に「目覚めること」を意味しています。そしてまさしく、すべての観想修行の目的は、この本質が生まれつき備わっていることを悟り、単純に非利己的に存在するというこの体験を実感することです。目覚めた状態というのは、私たちの人格、歴史、文化、期待、さらには種をも超えて、それらの根底にあるものです。条件が整えば、どんな人でも、精神の流れが純粋で、心が善くある基本的な現実に目覚めることができます。だからこそ私たちは瞑想をするのです。だからこそ観想をし、だからこそ祈るのです。それは、私たちの本当の姿へと立ち帰るためなのです。「私は、このもつれた状態から自分を解放します。絶望やみじめさから自由になります。そしてひとつの心とひとつの精神を実現します」といつも考えていると何が起こるか、見てください。目覚めが親密さと透明さをとおして起こることを覚えておいてください――目を凝らして、私たちすべてが、苦しみという絆で互いに結びつき、また自由という絆で結びついていることを見てください。

透明性が、まさしく恐れのなさの基盤であることを発見してください。そして、つぎの三つの次元すべてで、透明さを実現してください。まず、個人的な探究をすることによって自分自身に対して透明になります。瞑想をしたり、深い内面を意識したりすることによって、あなたの心と、その心が抱えているものがすべて明らかになります。つぎに、世界があなたに対して透明になるようにします。現実の本質を見抜き、他者の核心を、世界の核心を見抜きます。最後に、他者に対して透明になります。関係のなかで開かれ、傷つきやすく、無防備になります。これら三つの透明性を実現するには、私たちはみんな、自分自身の心と頭のなかの未知なる部分や、知ることのできない部分に飛び込み、世界に向かって自分の心を開く必要があります。これは、イッサンが私の手に触れて、怖がらなくてもよいと安心させてくれたときに示された愛です。そして非常に深い悲しみをたたえたあの母ザルに、私が感じたつながりです。

## 瞑想

## 慈愛——自己と他者の入れ替え

あるとき誰かが私に「慈愛は慈悲の恵みである」と言いました。それは、私たちが互いの関係のなかで、愛と非二元性を表現するときのひとつの仕方です。死にゆく人や苦しむ人にかかわる私たちの仕事にとって、慈愛はとても価値のある特質です。慈愛がなければ、どのようにしてケアをすることができるというのでしょうか。慈愛はそこになければなりません。さもないと私たちのケアは、冷たく、機械的で、防衛的なものになり、恐れによって萎縮してしまったり、一時的で散漫なものになったりします。

つぎの修行はとても簡単なものですが、いちばん難しいもののひとつかもしれません。私たちが他者の目をとおして本当に見ることができるときには、これは究極の際立った慈悲の修行となり、勇気ある愛の行為になります。

はじめに、あなたが修行をおこなう理由を思い出します。あなたの願いをもう一度思い起こします。本当に他者の役に立とうとする誓いを思い出し、自分自身の苦しみから目覚めようという誓いを思い出します。あなたのもっとも奥深くにある願いを思い出し、あなたのすばらしい心に実践を委ねます。

では、あなたの頭と心を、深く苦しんでいる人の存在に向けてみます。もしかすると、その人は、いまあなたの目の前に坐っている人かもしれません。

心と頭を、この人に開いていきます。あなたがその人の心へと入っていく道を感じてみます。相手の目をとおして見てください。あなたがこの人物であることを、ありありとイメージし、相手の人生を生き、その苦しみを感じ、その本当の心を知ります。

この人になってみます。この人が自分の世界をどのように体験しているのか、それを感じながら、そのなかに入っていきます。いちばん深いところで、あなたとこの人を入れ替えます。

しばらくして、無条件の存在のなかで自分を休ませます。

他者の幸福のために功徳を回向し、この修行を終わります。

## 第4章

# 木の人形と鉄の男

## ――私心のない慈悲、根本的楽観主義

「体じゅうが傷だらけの人に、あなたはどのようにふれることができるのですか」。「たいへんな苦痛や苦しみのそばにいることは、難しくないのですか」。「たくさん与えることで、消耗してしまったと感じないのですか」。「最後は死という結末を迎えるのに、このような仕事をすることに、どんな満足があるというのですか」。「人の感情に圧倒されることはないのですか」。「いつも死にとり囲まれていて怖くありませんか」。「そんなに頻繁に喪失や悲しみに直面していると、感覚がマヒしませんか」。このような質問を、私は何年にもわたって受けつづけてきました。

最初は簡単ではありませんでした。自然にそうなったり、本能的にそうなれたりするものではありませんでした。死にあまりにも近いところで接していると、恐しくなることもありました。死に

ゆく人が手にしていたものを、自分が受け取ってしまうのではないかと心配でした。しかし、死にゆく人がもっているもの――死すべき運命――を、私もすでにもっていることに気づいて、それを受け取ることを恐れるのをやめました。

この相互のつながりを認識することは施無畏《せむい》（恐れのなさを与えること）の基盤であり、慈悲の始まりです。患者とケア提供者はまったく同じであり、苦しみと喜びによってつながっています。それと同様に、生と死によってもつながっています。互いをふたたび結びつけ、なんとかして恐怖をくぐり抜けるとき、真の慈悲が生まれます。

禅では、鉄の人間と木の人形というイメージを使って、施無畏について述べています。鉄の男――あるいは鉄の女――は、揺らぐことのない強さと平静さによって慈悲を体現しています。鉄の男は、決意の固さ、回復力、持続力という三つの特性を示しています。彼は結果に執着しませんし、慰めを与えることにはまったく関心を示しません――しかし、憐憫《れんびん》をふくまない愛を表現します。鉄の男は、深い平静さを保ちながら、まさにこの瞬間に完全に存在し、不動でいようとする意志を軸にして活動します。彼は困難な状況に身を置き、強さを発揮しながら、その困難によって強くなっていきます。これは、死にゆくプロセスと共にある私たちの仕事、すなわち、こうして進んでいく崇高な敗北の実践にとって、まさにその核心となるものです。鍛えぬかれた剣のように、火に打ち砕かれ、強くするために何度も打たれるのです。

私の父もみずからの死に直面したとき「鉄の男」でした。エイズを患った私の友人も、私の腕のなかで横たわり、彼と同じように苦しむ人すべてへの贈り物として自身の死を受け入れたとき、

「鉄の男」でした。介護をしていた私の友人は、「鉄の女」の強さを見せました。彼女は母親のベッドサイドに静かに坐り、四日間にわたる執拗な激しい怒りを見守りました。そして母親の死の瞬間に、それはついに至福へと変化していきました。

仏教において、もうひとつの恐れのなさを与えることのイメージは、木の人形です。これは慈悲の象徴としては、たいへん異質なものです。人形は、ありのままの世界に単純に反応します。自己もなく、他者もありません。お腹がすけば、食事が与えられます。喉が渇けば、飲み物が出されます。眠くなれば、ベッドが用意されます。木の人形にとって、世界は人形使いに相当し、人形は何の作戦も動機ももたず、結果がどうなるかという思いすらもなく、つねに人形使いに反応します。人形の正面はやわらかく開かれているので、いつも期待どおりです。木の人形のようになるとは、見守るということであり、限りないやさしさをもって苦しみに応えていくことです。

木の人形と鉄の男は、どちらも私が「根本的楽観主義」と呼んでいるものを実践します。どちらも、良い死を迎えるとか、完璧なケア提供者になるといった特別な結果を期待していません。このような考えや期待がないからこそ、本当の意味で楽観主義を実践することができます。このような楽観主義は、「知らないということ」から直接生じてきます。それは、時間と空間、自己と他者といったものから解放されています――しかし、それは、私たちの日常生活の内実にしっかりと埋め込まれています。

不可解に聞こえるかもしれませんが、それは、死にゆくプロセスと共にあるなかで、本当に意味のあることです。死にゆく人や、地方の州刑務所で厳重に警備された囚人たちの傍らで坐っているとき、結果についての考えがひとつでも頭をもたげてくるのを許してしまえば、この瞬間にある真実は死んでしまいます。私は、現にそこにあるものと共にあることをやめ、そうあるべきだと思っているあり方について考えはじめます。

人はよく私に「良き死」を迎えるとはどういうことなのかと尋ねます。しかし、根本的楽観主義の見地からすれば、良い死も悪い死もないのです。それぞれの人が自分なりの死に方をします。何も考えをゆくプロセスと共にあるということです。死にゆくプロセスと共にあることは、ただ死に抱くことなく、結果に執着することもなく、根本的楽観主義をとるケア提供者は、じっと見守り、恐れのなさを提供します。これについて、禅の古い言い方では、「まっすぐな釣り針で釣る」と言われています――その意味は、結果を期待してはいけないということです。最初も、途中も、終わりも、今に存在するだけです。

エイズになった私の友人は、長いあいだ懸命に自分の死と格闘しました。しかし、ひどい痛みの末に、彼はついに、カポジ肉腫があるすべての男性のために自分は苦しんでいるのだと覚悟するまでに至りました。こうして彼は、自分にやすらぎをもたらしたのです。紫色の傷が体のあちこちにあるすべての人とのつながりを感じるにつれて、彼は自分への囚われがなくなり、愛があふれてくるようになりました。ある日、彼は私に「キリストの苦難が私たちの模範となる理由がわかった」と言いました。彼は「苦しむときには、ほかのすべての人と一緒に苦しむ」と言いました。痛みの渦中にあっても、彼は自分が一人ではないことを知っていました。

彼が話しているとき、私は、彼の頬をゆっくりとひとすじの安堵の涙が流れるのを目にしました。彼の指が私の指に伸びてきました。話すことは何もありませんでした。私たちはそっと互いの指にふれ、絡み合わせました。そして彼は私に、自分を抱きしめて歌を歌ってほしいと頼みました。抱きしめると、彼は小さくやせ衰えた子どものようで、紫色の花が体全体を覆っていました。自分でリクエストした簡単な曲に合わせて、彼はため息のような音を出しました。しばらくのあいだ彼は完全にくつろぎ、痛みから解放されているように見えました。そして私もくつろいでいました。彼は、私たちの両方に、生きて手放すことの深い理由を教えてくれたのです。

スピリチュアルな生活とは、自己意識的であるとか、「私は菩薩だ」というバッジをつけることではありません。結果に執着することなく、なすべきことをするということなのです。本物の慈悲とは、それが唯一なすべきことだから——ちょうど夜に枕をきちんと直すように、それが自然で普通のことだから——必要とされることを、ただするということです。結果が幸せなものに見えることも、ときにはあります。また、いわゆる失敗に直面することも本当によくあります。そしてそれは、それだけのことなのです。

道吾と雲巌という二人の兄弟弟子の対話のなかに、慈悲についての、ある有名な禅の話があります（訳注：『碧巌録』89則）。こういう話です。

雲巌が道吾に問うた、「大悲菩薩はたくさんの手眼によって何をするのか」。
道吾「人が夜中に背後に手を回して枕を探し当てるようなものだ」。

雲巌「分かりました」。
道吾「お前はどのように分かったのか」。
雲巌「身体いちめん手眼です」。
道吾「言うことはなかなかご立派だが、八割程度言えただけだ」。
雲巌「先輩はどうですか」。
道吾「身体まるごと手眼だ」。(1)

「菩薩」とは本当は何なのかということを考えるまでは、この会話は謎めいたものに見えます。菩薩とは、慈悲と恐れのなさの仏教的元型であり、衆生を苦しみから救うために何度でも生まれ変わることを誓った、目覚めた存在です。菩薩は、私たちの痛みや苦しみの世界を永久にあとにして立ち去ることもできるのですが、慈悲をおこなうために、わざわざこの悲惨で美しくもある人生の荒れ地に再生することを選び取ります。この地球にいる菩薩とは――ケアを提供する人であっても、ケアを受ける人であっても――このような特質に目覚めるために、その人生を捧げている男性や女性たち、木の人形や鉄の男たちのことです。雲巌が使った例えでは、彼らは、他者が必要とするものが見える眼と、他者を助けるために差し伸べる手で覆われています。

この二人の兄弟弟子のあいだのやりとりは、私たちに、本物の慈悲とは、数多くの手と眼をもち、夜中の暗闇のなかで枕を頭に引き寄せるのと同じくらい、あらゆる点で自然で、普通のことなのだということを教えてくれます。そして道吾はさらに先へと進みます。彼は、慈悲を私たちの身体を流れる血液や、指を走る神経のようだと述べます――それは私たちの全存在なのです。完全な慈悲のうちでは、私たちは全身をとおしてくまなく感じ、恐れのないことを与える、と道吾は言っています。

人類学者である友人のスザンナは、若い頃、メキシコ北西部にいるウィチョル・インディアンと一緒に生活をしていました。ある日、彼女は、彼女が住んでいた人里離れた山村を訪ねてきたウィチョル族の大家族に会いました。母親が赤ちゃんを抱いていましたが、乳児は病気のようで、十分に世話をされていないように見えました。スザンナがその赤ちゃんは具合がわるいのかと尋ねると、その母親は、この子は死にかけていると答えました。スザンナはぞっとして、彼らが何もしない理由を知りたいと思いました。しかし母親は、この子はもうすぐ死ぬということをくり返すだけでした。

起こっていることに当惑して、彼女はその家族に、その赤ちゃんの面倒を見させてもらえないかと頼みました。彼女は、その小さな子を手にすると、体を洗い、食事を与え、厚い毛布でぴったりと丸くくるみ、眠りにつきました。翌朝、彼女が起きると、その赤ちゃんは息をひきとっていました。その子は死ぬだろうと言ったではないかと、両親は彼女に言いました。二〇年経ってこの出来事を私に話しながら、彼女はさりげなく「いまでもきっと同じようにするでしょうね」と言いました。

死は逃れられないものです。生きとし生けるもの、あなたも私も、その口に向かってまっすぐに進んでいます。そのように生々しい真実から、どのような楽観主義が生まれてくるというのでしょうか。「避けられないことに協力することを学びなさい」と、ジョナス・ソークがかつて私にアドバイスをしてくれました。避けることができないものが放つ、まぶしい光のなかで、私たちはどのようにして、浮き上がる力や、楽観主義や、他の人たちを助けたいという気持ちを維持することができるのでしょうか。

それはシンプルなことですが、必ずしもたやすいことではありません。結果に対する固定観念を手放すのです。もしたったひとつでも、ある種の結果を望む気持ちがあるとしたら、そのとき私たちは実際に起こっていることと共にあるとは言えません。根本的楽観主義者は、未来への投資はしません。今この瞬間だけに、何も思い描くことなく投資をします。根本的楽観主義者だけが、見守ることに耐えることができます。一一歳の女の子をレイプして殺した死刑囚の男性の向かいに坐っていたときのことです。彼の目が狭い独房の扉にある食事用の差し入れ口から、じっと私の目を見つめていました。「彼の魂を救済する」というような考えが少しでもあると、その瞬間の真実は壊れてしまいます。私は、彼に対して何かしてあげたいという考えが浮かんでくれれば、それをよく見つめ、その考えを呼吸とともに手放します。ゼイゼイと体を揺らしながら呼吸をする年配の女性の手に触れて、この人の死を少しでもやすらかなものにしようと思うことは、彼女とともにいることの障害になるだけです。私たちは、悲劇的な気持ちや、不満や恐れを抱かずに、そのような瞬間をもつことができるでしょうか。私個人には、それはたやすいことではありません――私には苦しみに対する基礎的な耐性がありません。それでも私は自分自身をできるかぎり開かれた状態にして、それに細やかな注意を向けます。

何年も前に、学生の一人がまだ若いのに腎臓がんになりました。ある日、彼を訪ねたとき、彼はそれまでの人生が役に立たないものだったと愚痴をこぼしました。いま彼は、本当に大切だと思うことを味わっていました。それは、駆け引きをしたりお金を稼いだりする人生ではなく、人の役に立つ人生であり、苦しみから謙虚さとやさしさについて教えられる人生であり、いい意味で希望をもつことのない人生でした。手術後の痛みがあり、予後もはっきりとしないにもかかわらず、彼の精神は高揚し、異常なほど楽観的な自分を感じていました。

あとでわかったことですが、彼のがんは寛解しました。この時期、彼は自分に起こったことに言葉で言い尽くせないほど感謝していました。がんから解放され、人生に対する情熱や他者への愛は、まるで雨上がりの湖のようにさわやかなものでした。彼がとくに高く評価していたのは、自分が望めば違う人生を生きることができるという洞察でした。それと同時に、自分がそれを忘れて、以前のやり方に後戻りしてしまうのではないかということも心配していました。

ロバート・エイトキン老師は、かってこう言ったことがあります。「悟りを開いた日にはそれほど関心がない——関心があるのは、そのあとのほうだ」と。その友人が恐れていたように、一年がすぎた頃、またしても以前に大切にしていたことの虜になった彼は、内面を高めるという誓いを忘れていました。彼は、自分が最近がんから回復したばかりだという事実に思いをはせることすらめったにないまま、日常をすごしていました。彼は仕事に復帰し、私たちはほとんど会うこともありませんでした。会うことがあったとしても、彼はお金と女性の話しかしませんでした。

数年後、彼に再会したとき、自分のみじめさに対して少しは賢くなったのか、彼は以前に起こったことを口にしました。自分のなかで物質主義の習慣がとても強く根を張っていたので、がんによる死の脅威ですら、彼にずっと道を進ませるには十分ではなかったことに気がついていました。嘘の人生を生き、病気になったことで得ることのできた洞察の贈り物を拒否していることを彼は感じとっていました。深いところで不満を感じていました。

さらに一年がすぎたころ、友人は以前にもまして人生を意味のないものに感じていました。彼は、別の破滅的な状況に陥っていました。しかし今度は心理的なものでした。彼は深刻なうつ病で苦しんでいました。彼は、自分自身にも、世界にも怒りを感じていました。そして自分の心の習慣に直面して、無力感をおぼえていました。彼の傍らに坐ったとき、彼の口からは、みずからの不幸や人生に価値あるものを見いだせないということがどっとあふれ出してきました。それを聞きながら私は、この若い友人にとって良い結果が訪れるように期待することを手放そうとしました。私がすべきことは、彼の苦しみを見守り、それと同時に彼のみじめさの奥でたえず鼓動しているすばらしい心に目を向けることでした。

ある日、彼は私に言いました。「あなたには、私には見えない何かが見えているみたいだ」と。私は、私が見ているものは何だと思うかと尋ねました。一瞬沈黙してから、彼はこう答えました。「あなたは、ぼくの本当の姿を見ていると思う」。それは何かと、私がさらに尋ねると、「わからない。でも、あなたがそれを見るとき、ぼくはそれを感じることができるんだ」と言いました。その瞬間、この五年間ではじめて二人ともリラックスし、一緒に微笑みました。彼は苦しみがくれた贈り物を見失っていましたが、それを見る力を取り戻したのです。私は、彼の苦しみと彼の本質をともに見守ってきて、彼も自分自身の根源にある善性を垣間見ることができたことをうれしく思いました。

チベットの師、チョギャム・トゥルンパ・リンポチェはよく「スピリチュアルな物質主義」について話していました。それは、悟りを「得よう」とする欲望や、人を助けようとする高尚な願いさえも意味しています。目覚めたり、利他的であったりしたいと願うことは、役に立つことがあります――それは、人生の優先事項について考えるときに役立ちます。ちょうど思慮分別をもって意識的に死ぬことを目標にすると、今この瞬間に感謝し、それを味わうことに役立つようなものです。しかし、修行が「より偉大な」結果を得るための手段になってしまえば、それは投資と同じことになってしまいます――そうなると、私たちは利益を期待しはじめます。私たちが何かを期待しているとき、どうすれば、その特別な瞬間とひとつになることができるでしょうか。私たちがいわゆる「良い死」が起こることを強く期待しているとき、どうすれば自由に死を迎えることができるでしょうか。ある特定の利他的な結果に執着しているとき、どうすれば本当に他者へ奉仕することができるでしょうか。私たちが修行を始めたのち、その後長きにわたって、利他主義は私たちの修行に実体と深さを与えてくれます。修行が困難になったときも、思いやりから生じるかかわりがあれば、私たちは動じることがありません。ですから、菩薩の誓願を立てることは、最初は巧みな戦略として、私たちを自己中心性から遠ざけてくれます。他者の幸福のために実践をすることによって、私たちはこの部分的で小さな自己から一歩離れて、限りない相互のつながりを実現する方向へ向かって進んでいきます。

しかし最終的に、根本的楽観主義者は、自己もなく他者もない——助ける者もなく助けられる者もないということを悟ります。根本的楽観主義者は、世界に応える木の人形のようになります。その手足は、世界の苦しみにつながっている紐で引っ張られます。時間と経験を経ることによって、私たちは、ありのままの正直な自己観察に根を下ろして、苦しみに取り組む方法を発展させるかもしれません。そして世界にたえまなく応じていくなかで、気づき、平静さ、慈悲が実現されるという現実の見方を発展させるかもしれません。

このようなやり方をする人は、自分の心から、何も締め出そうとはしません。それにはしばしば努力がいります。深く悲しむにも、努力を要するかもしれません。あるいは、死にそうな子どもや、アルツハイマーの配偶者のベッドサイドで、何もしないで何時間もそばにいることにも、努力が必要なことがあるでしょう。人の役に立つにも、見返りを期待しないことにも、努力を要するかもしれません。心を実践に引きもどすにも努力が必要です。為すことすべてにエネルギーを注ぎ、深くかかわるには、たいてい努力が必要です。努力とは、その核心では、恐れを手放すことを意味します。努力とは、骨の随まで露わにして、そこにあるものに向き合おうとする勇気とスタミナです。それはまた、苦しみの固い結び目のなかにあっても、全身全霊でいることのあらわれです。

努力は、私たちの実践に、深みを、持ち味を、強さを、そしてしなやかな回復力を与えてくれます。絶望的な状況で、私たちは最後まで諦めないでいることができるでしょうか。この仕事をしようとする意志に、くり返し立ちもどることができるでしょうか。まわりの世界で注意を引こうとする声が聞こえても、自分のケアにしっかりと取り組むことができるでしょうか。心ない世界の只中で真心をもち続けることができるでしょうか。

数年前、ヒマラヤを歩いたとき、余計なものをすべて手放すことなしにこの山々を歩き通すことはできないと、つくづく思いました。それは、荷物を詰め込みすぎたデイバック同様、自分の心も軽くしなくてはならないということを意味していました。すべて、この単純な一文にまとめられます。「余計なものをもたない！」。この二本の脚が私を運んで山を横切っていくように、この同じ言葉が複雑な日々のなかで私を運んでくれます。そしていつも私に手放すことを思い出させてくれます。それに、全身全霊で尽くすことの身軽さと気軽さを思い起こさせてくれます。

ダンテの『神曲』の「煉獄編」に出てくる魂のように、私たちは生と死の重荷を運んでいますが、それは単に苦しむだけでなく、荷をいかに軽く運ぶかを学ぶことでもあります。沈黙した智慧を隠しもつ石を、道をゆくときの師とし、友とするのです。石は、私たちが歩みをゆるめ、地に足をつけるようにさせ、存在の重さと軽さについて教えてくれます。また、私たちに立ち止まり、低くかがみこんで地面にふれ、背負いきれないと思えるものをもち上げるように求めます。最後に、私たちの背中は強くなり、私たちは目を見開いて、その石もまた美しいことを発見するのです。

禅の鈴木俊隆老師が死に瀕していたとき、弟子の一人が、別れを告げるために師のもとを訪れました。ベッドサイドに立ち、弟子は愛する師に「今度はどこで出会えますか」と尋ねました。その死を前にした老人は、ベッドの上から小さくおじぎをして、手で円の形を作りました。彼は弟子に、今ここで、色《しき》（訳注：物質的身体）においても空《くう》においても、出会っているということを伝えていたのだと思います。過去と未来はその瞬間のなかにありました。それと同時に、過去と未来は存在していませんでした。まさにその瞬間の開放感と親密さを越えるほどの出会いの場所は存在しなかったのです。

根本的楽観主義者は、そうした親密さの道を進みます。この道は、変化という大海原を通っていく無常の道です。彼女は移り変わる波とひとつになり、抵抗することがありません。真の菩薩である彼女は、生死の波に乗り、目的地をもつことなく波とともに進んでいき、彼岸を目指すこともありません。無条件に受け入れることを果たし、自分の期待を投げ捨て、もっとも荒い波のてっぺんを苦もなくまっしぐらに滑っていきます。彼女の世界には選択はありません。彼女は完全に生き生きとしており、恐れのなさを与えてくれるのです。

## 瞑想
## 優先順位をじっくり考える

つぎにあげる瞑想は、いつ起こるかわからない死を前にして、ものごとの優先順位について探る方法です。非常に個人的な仕方でみずからの無常にふれるため、この実践は純粋な気持ちでおこなってください。ためらうことなく何度でもおこなってみてください。死の瞬間がいつ訪れるかわからないということから、私たちは優先順位を思い出す必要があります。

あなたの人生と、その優先順位に目を向けてください。今あなたがしていることで、一番大切なことは何でしょうか。今完了したいこと、あるいは、今手放したいことは何でしょうか。これらの優先順位を悟ることに人生を捧げてください。

私たちはみんな死ぬということを思い起こしてください。私たちは毎晩眠りにつき朝になると目覚めると、確信しています。つぎの何日間、何週間、何年間、あるいは年をとってからの予定すら立てているでしょう。私たちの多くが高齢になるまで生きるだろうと思い込んでいます。そして、この同じような気持ちをもって、私たちは眠りにつきます。しかし、朝になっても目覚めない人はたくさんいます。死がその人たちを連れ去ったのです。

さて、優先順位を本当に決めるときです。姿勢を整えます。身体の深くまで息を吸い込みます。あなたが年老いて死の床についているところを想像してください。おそらくあなたの顔には、たくさんのしわがあり、手足はもっと固くなっていることでしょう。できるだけ現実的に、その顔を想像してください。呼吸が浅くなっているところを想像します。あなたの身体は疲れ、弱っています。そして自分に問いかけてみます。人生のこの段階までに、あなたが成し遂げておきたい目標は何でしょうか。あなたの日々の暮らし、仕事、関係性、創造性、気力を維持するために、あなたにとって一番大切なことは何ですか。あなたの周りには、どんなものがありますか。あなたはどこにいますか。あなたのそばには誰がいますか。

では、自分に尋ねてみます。人生の終わりに充たされているために、どのような生活を送りたいですか。意味のある人生にするために、今あなたが手放す必要のあるものは何ですか。今日できることは何でしょうか。年老いたときに少しでも楽になり、自由になれるために、今気をつけなければならないことは何でしょうか。

あなたが今より一〇歳年をとって、死の床に伏しているところを想像してください。そのとき、あなたは何歳でしょうか。あなたのベッドサイドには誰が立っていますか。そのときまでに何を実現し、達成しておきたいですか。あなたの内なる目標は何でしょうか。また外側の目標は何でしょうか。それらの目標を達成するために、あなたが今日しなければならないことは何でしょうか。何を手放さなければならないでしょうか。何が時間の無駄でしょうか。今あなたにとって大切な行動は何でしょうか。あなたの人生や、愛する人たちの人生のなかで本当に望んでいることを実現する妨げになっているものは、何でしょうか。良き死を援助するために、今日できることは何でしょうか。

あなたが今より五歳年をとって、死に直面しているところを想像してください。やすらかにベッドに横たわり、あともう少しで命が尽きてしまうところを想像してみます。あなたは何を実現しておきたいですか。やすらかな死を迎えるために支えとなる心の状態とは、どんなものでしょうか。あなたの頭と心を強くし、その強さを、死を迎えるときに使えるようにするために、今できることは何でしょうか。

では、あなたが一年以内に死んでしまうと想像してださい。おそらく今のあなたとあまり違ったものには見えないでしょう。あなたはベッドにやすらかに横たわっていて、死の準備をしています。やすらかな死を後押しするために、今この瞬間にできることは何でしょうか。あなたの人生に意味をもたらしたものは何ですか。一年以内に命を失うことを考えたとき、今すぐに変えたいと思うことは何でしょうか。最良の死を迎えるために明日できることは何でしょうか。

あなたが一ヶ月のうちに死ぬと想像してみてください。あなたは、毎日の生活をどのように変えるでしょうか。たくさんの問題をあとに残さないために、何をする必要がありますか。やすらかに死んでいくために、何を手放す必要がありますか。どんな習慣をやめる必要がありますか。どの関係性に取り組む必要がありますか。誰の許しを乞う必要がありますか。誰を許す必要がありますか。あなたはこの段階で自分のなかに何を育みたいですか。おだやかな死を迎えるために、明日何ができるでしょうか。

では、あなたが来週死ぬと想像してみます。人生の最期の瞬間を分かち合うために、誰にいてもらいたいですか。自分がどのように死を迎えたいか、自分の遺体をどうしてもらいたいか、話しておく必要がありますか。心からの愛や感謝を今週、誰に表しておきたいでしょうか。

今夜あなたは眠りにつきます。たいしたことではありません。あなたは眠りに落ちていきながら、自分が死に向かっていることがわかります。このような可能性を考えたとき、今日することのなかで何が一番大切でしょうか。この人生で受け取った一番大きな贈り物は何でしょうか。最期のときに、あなたの愛を誰と分かち合いたいですか。

それでは、この愛と感謝の気持ちを携えて、呼吸に戻ってきます。この実践を心と頭のなかに蓄積して、その本質を体験してください。心のなかで、この修行をすべての衆生と分かち合い、生きとし生けるものが死と無常に対する恐怖を変容させることができるようにと願います。そして、私たちがみずからの人生を創造的に用いて安定性と美しさを育み、本当に利他的になれるように願います。

(1) *The Blue Cliff Record*, trans. Thomas Cleary and J. C. Cleary (Boston: Shambhala Publications, 1977), 489. 末木文美士編『碧巌録』下、岩波書店。

# 第5章

# 無限のなかに安住する——四無量心のなかに住む

ブッダの在世中、ティッサという名の僧がいました。毎朝、村へ行き、村人から提供される食べ物は何でも受け取っていました。日々の雑用をすませると、彼は静かに坐って瞑想をしました。そして夜には、祈りの言葉を唱え、勉強をしました。

ある日、ティッサは病気になりました。全身に突然ひどい吹き出物ができました。吹き出物はしだいに大きくなり、とうとう破裂してしまいました。それでもティッサは、治療をしませんでした。開いた傷口は全身に広がり、感染症からくる悪臭が彼の小部屋に充満しました。

そのとき、たまたまブッダがその僧院を訪れました。ブッダは、ティッサが仲間の僧たちから見捨てられていることを耳にしました。彼らは、ティッサの体のひどい様子や悪臭を嫌っていました。ブッダがティッサの住む小屋にやって来て扉を開けると、そこには、汚物にまみれて横たわっているティッサがいました。じゅくじゅくとした傷が、臭い衣に張りついていました。

ブッダは、彼の従弟で侍者をしていたアーナンダのほうをふり返り、「水を火にかけてお湯をわかし、薬草湯の準備をしなさい」と言いました。

お湯の用意が整うと、ブッダは、やさしくティッサの体の傷口を洗いました。そのあいだに、アーナンダは、ティッサの汚れた衣を洗って乾かしました。

「ティッサを清潔なベッドに寝かせましょう」。そうブッダは言いました。そこで、アーナンダとブッダは、ティッサを抱き上げ、ベッドに移しました。それから、ブッダは、彼の頭を支えて、きれいな水を飲ませました。ティッサは目を開け、ブッダを見ました。「もしあなたが私を助けてくださらなければ、私は死んでいたでしょう」と、病気の僧は言いました。ブッダはティッサとしばらく時間をすごし、彼に教えを説きました。この心のこもった世話を受けてからほどなくして、心も体も自由になってティッサは亡くなりました。

ブッダが心を込めてティッサをケアしたことを見ていた僧たちは、恥ずかしくなり、頭を下げました。彼らの目から、涙が雨のように落ちました。彼らは「ティッサは友人でした。彼を助けてあげるべきでした」と言いました。「なんといっても、私たちは僧侶なのですから」。

ブッダは、彼らをとがめませんでした。しかし、こう諭しました。「皆さん、ここには、あなた方の面倒を見てくれる父も母もいません。互いに助けあわなければ、誰が面倒を見てくれるでしょうか。互いをいたわることは、私を大切にするのと同じことです」。のちにブッダは、限りない慈しみ、憐れみ、喜び、平静さをもって、病める人を助けるようにと、弟子たちに説きました――これ（訳注：慈悲喜捨《じひきしゃ》）は、仏教では四無量心《しむりょうしん》（四つの限りない住処）と呼ばれています。

私たちの多くも、はじめは、あの恐れを抱いた僧たちと同じように、痛みや苦しみを目のあたりにして、反感や嫌悪を感じてしまうことでしょう。愛する人が病気になったとき、私たちは、触れたくない、世話をしたくないと思ってしまいます――それは、私たちのはかなさや、死すべき運命、来るべき愛する人との別れを、あまりにも強く思い起こさせます。しかし、ついに苦しみの固い結び目をとおして、周囲に広がる苦しみの世界へと入っていくとき、目覚めが起こり始めます。そして最後には、慈悲が行為のなかに浸透して、真の解放という黄金の果実が生まれます。

「私」の物語を維持することは骨の折れることです。「私」を守り、「私」を押し上げ、「私」にとっての利益を積み重ねていくと、あなたは消耗してしまいます。一方で、私心のない慈悲は元気を与えてくれます。私たちが思い描く物語を越えて、私たちは世界を、そのものをとおして感じます。あるがままの体験を許し、もはや好きなものを手に入れようとか、恐いものから身を守ろうとするようなことはありません。多くの苦しみを抱えるには、大きな心が必要です。シャロン・サルズバーグは、私たちのために、無量心について多くの実践を生みだしていますが、彼女は、世界と同じくらい広い心が必要だと言っています。

四無量心が「住処」と呼ばれるのは、そのひとつひとつが、私たちの家だからです。その家は、私たちが病気になろうが、死にかけていようが、悲嘆する人や死に直面している人のケアをしていようが、いつも私たちの手に入る無条件の宝物です。そのような住処をつくりだすことが、セルフケアの究極的な形です。これからひとつずつ述べていきますが、四無量心を実践することによって、私たちは、それらがそもそも私たちの基本的な性質に備っていることに気がつくでしょう。しかし、自分の行為のなかで、それらを意図的に養っていくことによって、私たちのなかで、それらの存在を強めていくことができます。その存在感が強まっていけばいくほど、限りがないという特質も強くなっていきます。

四無量心の最初は「慈しみ」です。それは、私たちの分離感や疎外感を愛へと変化させてくれます。また、私たちが大いなる全体の一部であることを理解する助けになってくれます。慈しみのような観想的実践は、私たちが連続したものの一部であることを思い起こさせてくれます。私たちは、肉体以上の、思考以上の、感情以上のものです。私たちが時間や空間のなかの、ある固定した一点と一体化しているときは、いつも自分の存在の広大さに心を閉ざしています。自分が本当はどのような存在なのかということについて視野を狭めるときには、私たちはいつも愛から転げ落ち、恐れのなかに落ち込んでしまいます。

私の父が死の床についていたとき、恐れているようには見えませんでした。彼は、老いも、病も、死も、その人生のなかにふくめていましたが、人生を手放してもいました。新しい妻がいても、私の母との思い出を忘れないで胸にしまっていました。看護師、医師、ヘルパーたちと並んで、彼の子どもたち、孫たち、ひ孫たちがいました。そして、ユーモアのセンスとともに、不安感を抱えていました。抜け落ちているものは何もありませんでした。彼が人生を手放していくにつれて、その智恵とやさしさは、さらに深まっていきました。彼は、意見や、概念や、考えを手放しました。そして、私たちみんなを手放しました。執着から完全に解き放され、彼の本質は、その崩れゆく身体をとおして、彼を取り巻くすべての人に対する限りない愛となって輝きを放ちました。

慈しみは、このうえなく相関的なものです。慈しみは、それが表わされ、与えられ、分かち合われたときにだけ働きます。愛を銀行に預けておくことはできません。与えることで、愛は成長します。与えれば与えるほど、愛する能力は大きくなります。このようにして、慈しみは限りないものになっていきます。

数年前、私はダライラマ法王との小さな会議に参加しました。その数週間前、私は眼の手術を受けたばかりで、放射線治療を受けなければなりませんでした。不運なことに、放射線科医が放射線量を十分に分散させなかったため、私の眼はひどい火傷を負ってしまいました。眼がよくなるまでの数ヶ月間、私は眼帯をつけざるをえませんでした。

実質的に私は盲目の状態だったので、この会議には参加しないでおこうと考えていました。しかし、最低限の参加でも十分ではないかと考えて、参加することにしました。法王は会議のあいだとても親切にしてくれました。そして「会議が終わってから少し一緒にお話をしませんか」と誘ってくれました。合衆国に六週間滞在しているあいだ、法王は誰一人ともプライベートに会えないほど忙しくしていたことを、私は知っていました。そんな法王に面倒をかけたくないと思い、その申し出を断ろうと思っていました。実際のところ、私は、自分が法王の注目に値するとは思っていませんでした。しかし、法王のアシスタントの方から電話があり、「ぜひとも来るように」と言われました。

法王が滞在している私邸に着くと、法王は腕を大きく広げて抱擁をしてくれました。そして私に椅子をすすめ、「何があったのですか」と尋ねられました。簡単に経緯を話すと、法王は「あなたがあまり苦しまないように願っています」と言い、「眼を怪我していても、あなたの心が明晰で強くあることをうれしく思います」と言われました。法王は、相手を不憫がることなく、親切であり、見返りを求めない愛にみちていました。そして眼帯に手を当てて、祈ってくれました。

法王が眼帯に触れた瞬間、私の恐れは消え去り、心から幸せになりました。私は、慈しみと憐れみの本質によって触れられたのです。私は法王が講演で話したことを思い出しました。それは「私の宗教とは、やさしさです」というものです。

二番目の無量心は、「憐れみ」です。憐れみを育むとは、苦しみに開かれるということです。これは徐々に進んでいくプロセスです。マインドフルネスをとおして、私たちは、自分のなかにある苦しみに目を向け始め、そして誰もが何らかのかたちで苦しんでいることに気づくようになります。

強さと一体になった憐れみによって、病気や喪失、死にゆく経験のなかで遭遇するあらゆる苦しみとかかわる私たちの仕事は、支えられます。憐れみとは、理想化された状態ではありません。それは、私たちが互いに分離していないという深い理解のことであり、そこでは他者の苦しみを感じる能力が求められます。慈しみと同様に、それは根本的に相互作用的であり、究極的には主観も客観もありません。慈しみと憐れみは、相互関連性から生まれる、かぐわしい香りであり、非二元性から放たれる芳香です。

私は、死にゆく人の大きな慈悲に出会ったことがあります。イッサン・ドーセイが死の床についていたとき、彼は、他者の苦しみを深く感じていました。彼はいつも開かれていて、経験を大切にする人でしたが、死に際して彼はさらに大きく自分を開いて、曇りのない謙虚さで、慈悲を実践しました。

三番目の無量心は、共感的もしくは高貴なる「喜び」です。共感的な喜びには、三つの側面があります。他者の幸運を喜ぶこと、他者の徳を喜ぶこと、そして利他的な喜び、すなわち他人を利する喜びを生みだすことです。

一つ目は、誰かが好ましい状態にあると知ったときに感じる喜びです。たとえば、彼女が痛みから解放されたとか、彼が自分の物語をやりすごし、最後にはリラックスし、心がおだやかになったということを知ったときの喜びです。これは、ケアにあたっている人が、遠方から愛する家族が死にゆく患者のもとを訪れたことを耳にしたり、彼の病気が自然におさまり、生命の淵から戻ってきたと耳にしたりしたときに感じる喜びです。それは、他者に良いことが起きたとき、心をいっぱいにしてくれる喜びです。

つぎに、他者の愛すべき徳に接して経験する喜びがあります。ある日、がんで死を目前にしていた友人の娘さんを見舞ったとき、私はこの喜びを感じ、分かち合いました。その子の部屋に入ると、彼女の顔に何ともいえない笑顔がはじけ、私はその光に心を奪われました。私は笑顔を返さずにはいられませんでした。彼女は純粋な喜びであり、その瞬間、私もそうでした。おそらくこれが二人で味わう共感的な喜びというものかもしれません。彼女の美しさと勇気に私は心の底から感動し、自分のなかに本来備わっている喜びが活性化しました。このような喜びは、偉大な師や、思いやりにあふれた親、愛する友、すばらしい人がそこにいるときに感じられるものです。彼らのすばらしい心が、あなたのすばらしい心を活気づけます。

三つ目の共感的な喜びは、他者を利するために喜びを生み出すことです。ある日、私は、ある男性の病室に行きました。その人は、低体温症と凍傷をかろうじて生き延びた患者でした。苦しい試練の直後で頑張っていたにもかかわらず、彼は落ち込み、怒りっぽくなっていました。彼のみじめさに同調したり、慰めたりするかわりに、私は、彼の苦しみをとおして、苦しみから解放された場所に目を向けている自分に気がつきました。私は愛情をこめた喜びを示して、彼の不幸にふれました。すぐに私は、彼が私の心の状態に「感染した」ことがわかりました。彼は心を開き始め、自分の不幸に笑顔で向き合い始めました。そしてリラックスし、自分が受けているケアに感謝するようになりました。利他的な喜びは、抑うつ、自己憐憫、妬み、競争、憤り、怒りといったエネルギーを和らげ、変容させてくれます。利他的な喜びとは、ナルシズムや自分自身についての考えから自然に解放された慈悲心を、行為のなかで表現するということです。

他人にすばらしいことが起こったり、非常に品位ある人に会ったりするとき、あるいは、他者のためになる喜びを生みだすことは本当に役に立つとわかっているときですら、喜びを育むことが難しいことがあります。ただ喜びを呼び覚ますエネルギーや意志が、私たちに足りないだけなのかもしれません。価値判断、妬み、比較、不安、こういったものがあると、私たちの世界は狭くなり、共感的で利他的な喜びを経験することが難しくなります。ケアする人が心底疲れきっているときには、否定的になったり、鈍感になったりするほかに、何もできる力が残っていないと感じるかもしれません。

たとえ最初は少しだけ見せかけがあるとしても、私たちは、他者に喜びを与えることを学び、実践することができます。シャロン・サルズバーグは何年も前に、たとえ私たちが怒っていたり、落ち込んでいたりしても、これらの無量心の練習をしてもかまわないと保証してくれました。近年の神経科学の研究では、脳のこれらの部分は意図的に鍛えることができることがわかっています。バイオリン奏者が練習によって才能を伸ばすことができるように、私たちも練習によって喜びを増やすことができます。

死にゆく人に喜びを与えられることを疑っている人に、私はこう言います。「どうしてできないと言うのですか。とにかくやってみましょう。自分の意図したとおりに行動してみて、あなたの心に何が起こるか見てください」と。最終的には、悲しみよりも喜びを表わすほうが、ずっと疲れないのです。

ですから、私たちは、共感的な喜びを練習することができるのです。死を前にした人のそばに坐っているときには、時間をとって、もっともシンプルな人生の贈り物を楽しんでください。そして、ある程度の喜びが生まれ、その瞬間にそれを分かち合えているかどうか見てください。その瞬間、寝室には晩秋の午後の光が差し込んできたり、真夏にふる雨の音や匂いが立ちこめていたり、隣の家からピアノ協奏曲の音が聞こえてきたりします。また、その人の生涯を深く見つめ、そのなかにある善きものをすべて認め、それをはっきりさせます。これは徳を喜ぶことです。私たちは、自分の目の前にある痛み、苦しみ、神経症、そしてみじめさの実物の教科書ばかりに目を奪われてしまうことがよくあります。もっと深く見てください。そして、この人のすばらしい心を見つけだし、それを自分のすばらしい心と出会わせるのです。

四つ目の無量心は、「平静さ」です。教えによれば、ほかの三つの無量心の特質はすべてこの平静さから生じるとさえ言われることがあります。平静さという心の安定があれば、どんなにすばらしい状況にあろうが、どんなに困難な状況にあろうが、私たちは心を開いて存在することができます。

ある瞬間に、あなたのお兄さんは生きています。しかし、つぎの瞬間、交通事故で死んでしまうこともあります。ある朝、あなたは胸にしこりがあるのを感じます。そして、あなたが想像したこともないほど、人生が激変してしまいます。ある日の午後、あなたにはもう手術のできないがんがあり、余命三ヶ月だと医師に告げられます。一年のうちに、がんがなくなり、元の生活に戻らなくてはならないこともあります。ある日、あなたの夫は、家まで帰る道がわからなくなります。心が静かに壊れていき、認知症になっていきます。気づくと、あなたと夫はなじみのない未知の土地にやってきています。

禅の教師ジェイ・デュポン老師の一人の弟子が、老師の死後、幅広い友人たちに長い電子メールを送り、老師ががんに出会ったときの様子を伝えました。デュポン老師は、左腕にメラノーマ（黒色腫）があると診断されました。医者が彼のメラノーマが悪性であると告げたとき、老師は声をあげて笑いました。老師が後で話してくれたところによると、自分がどのようにして死ぬのか、常々疑問に思っていたというのです。とうとうそれがどのように起こるのかわかったとき、ほっとしたそうです。

デュポン老師は、それから自然な経過にまかせることにし、ただ何が起こっているのかを見守りました。がんは大きくなり、腕が腫れました。左利きだった老師には大変な痛みでした。医者は彼に「やがて腫瘍がある程度の大きさになれば、耐えられないほどの痛みになるでしょう」と告げました。

腫瘍の進行が避けられないと思われたとき、突然、その腫瘍は完全に消えてなくなりました。いくつかの茶色いシミと、もともとあったホクロは残っていました。彼によると、それはメラノーマになった人には誰にでもある印だそうです。なぜ腫瘍がなくなったと思いますかと尋ねられると、老師は「このような吟味に耐えられるものなど何もないというのが、私の経験したことだ」と答えました。

どのような頭と心があれば、このような混沌の只中で、これほど強く開かれていられるのでしょうか。自分の悲しみに執着することなく十分に悲しむことができるでしょうか。痛みに執着することなく、手術後の痛みを感じることができるでしょうか。安心と喜びのどちらにも執着することなく、それらを体験することができるでしょうか。未知のものと共にあり、同時に、心を開いて信頼することができるでしょうか。

数年前、重度の心臓発作で、禅センターの近くにある救命救急室に運ばれた年配の弟子に付き添いました。静脈注射につながれ、救命救急室のプライベートスペースの静けさのなかで、彼女は自分が瀕死の状態にあることがわかり始めました。医療者たちがまわりで忙しくしているとき、彼女は、静かで、開かれて、恐れのない状態に落ち着いていきました。彼女は第二次世界大戦のとき、ベルリンで子ども時代をすごしました。その頃、死には心を開いて威厳をもって向き合おうと誓ったのです。救命救急室で彼女に付き添っていた私たちには、彼女の状況がはっきりしてくるにつれ、彼女の誓いが実現されつつあることがわかりました。

心臓手術を受ける前の数日間、あたかも修行か誓いであるかのように、彼女は、境界のない感覚をずっと保ちつづけていました。救急車の運転手から外科医まで、彼女と時間をすごしたことのあるすべての人が、彼女の平静さと存在感について話しました。彼女は、子どもの頃に死に直面しました。いまは歳を重ねた女性になり、威厳と強さをもって真実に向き合うという誓いは、危機と手術からの回復という経過のなかで完全に実現されたのです。

数年後、私の愛弟子は、進行の早いがんと診断されました。彼女は最後の診断を受けてから、六日目に亡くなりました。またしても、ケアにあたっていた人たちは、彼女の静かな存在感と受容の態度に驚かされました。命を救うためにできることはもう何もないと告げられたとき、彼女はただ水平線の下へと沈みこみ、深い平安の谷へと身をまかせました。彼女は時をおかず、優雅に旅立ちました。彼女にとって平静さが大いに役立ちました。

やさしさ、愛、憐れみ、喜びの種を植えることは、私たちが溺れることなく変化の波に乗る助けになります。平静さは、手放すことを基盤にすることで、苦しみにふれる能力になると同時に、苦しみに押し流されないための能力になります。平静さとは、部分的でない状態であると考えられます――「偏りがない」ということではなく、「部分的では、ない」ということです。私たちは、苦しみと喜びを等しく受け取りながら、同じ心によって、すべての存在を抱きしめます。なかには、平静さによって、いたわりが外に押しやられてしまうと感じる人もいます。しかし、これは事実ではありません。それどころか、私たちは、変化の波に乗っているときにも、静かに安定して、すべての存在を等しく愛するのです。

私の経験によると、平静さの微妙なバランスが簡単に失われてしまうことは本当だと思います。心の深い性質は、多くの失敗という堆肥によって育まれますが、平静さはしっかりとした背中になり、やわらかい心を支えてくれます。それは、きらきらと輝く慈悲と並んで光輝く宝石であり、穏やかな冷静さをもたらしてくれます。

この冷静さと平安は、安定した心から生じます。その心は、興奮、憎しみ、貪欲さ、混乱といった炎に囚われません。平静さを私たちの北極星とし、マインドフルネスの実践に根ざして、感謝と幸福の錬金術が私たちの人生のなかで展開します。私たちの集中力や注意は、ますます揺るがぬものとなり、鋭いものになっていき、真実、生、死の本質を見つめる力は深まります。

この伝統的な平静さの瞑想は、無常や因果の本質について、その真実の姿を思い起こさせてくれます。「すべての衆生はカルマの持ち主です。その幸も不幸も、その行為にかかっています。私の願いによるものではありません」ということです。少し厳しく無慈悲に聞こえるかもしれませんが、これは真実です。平静さの表わし方には、情け容赦のない慈悲というものがあります。平静さを実現するためのもうひとつの方法は、すべての衆生を等しく愛する能力を高めていくということです。三つ目は、私たちが「完全な破滅的状況」の真只中にあっても、自分を支える能力を高めていくということです。

無量の住処に住むことができれば――慈しみ、憐れみ、利他的喜び、平静さに滋養を与えることができれば――それに助けられて、死にゆくプロセスと共にあることは、苦しみを自由へと変えていく実際的な方法として経験されます。

哲学者スピノザは、すべて高貴なものは稀であると同時に困難であるということを思い起こさせてくれます。死にゆく人の傍らで坐っているとき、そして私たち自身が死ぬとき、恐れや苦しみから解放されるというヴィジョンをどうか忘れないでいてください。このヴィジョンの実現へと至る道は、高貴な旅路です。そこにはたいへん多くの障害物があるので、私たちには強さと個性が与えられます。だからこそ、それらをすべて利用することにしましょう。

## 瞑想
## 生と死のための無量心

以下の実践は、平静さのもつ強さ、慈悲のもつやさしさ、存在のもつ勇気、委ねることのもつ開放性をひとつにして、シャロン・サルズバーグ先生、私、そして、ウパーヤ禅センターでおこなわれている慈悲にみちた終末期ケアのための専門家訓練プログラムに参加した人たちによって作られたものです。

これら仏教の「梵住《ぼんじゅう》」（訳注：清らかなすごし方）、すなわち「限りない住処」の偉大なる贈り物とは、それらが私たちの頭と心の背後に息づくようになるということです。私たちがバランスを失ったとき、以下のなかからひとつの言葉を思い出すなら、バランスを取り戻し、他者のために存在し、自分自身の苦しみや他者の苦しみに直面する助けになります。これらの言葉を苦しみに悩まされつづけている人に伝えてもいいでしょう——こういった実践は、ケアをする人だけではなく、死にゆく人にも価値があります。あなた個人にとって意味のある言葉を選んでください。自分が思うように変えてもかまいませんし、自分のものを作りだしてもかまいません。

実践を始めるにあたって、できるだけ楽な姿勢をとってください。坐っても、横になってもかまいません。深く、やわらかな呼吸をして、身体を落ち着けます。呼吸に意識を向け、あなたが選んだ言葉を、呼吸のリズムに合わせて、声に出さず唱えます。また、心をつなぎとめるものとして呼吸を用いるのではなく、その言葉のなかに注意力が落ち着いてゆくようにしてみるのもよいでしょう。あなたが唱えている言葉の意味を感じてください。何かをやろうとしたり、何かを強いたりする必要はありません。この実践があなたを運んでいくままにします。

慈しみを支える言葉

・慈しみが限りなく流れていきますように。
・慈しみが、あなたの身体にみちて癒してくれますように。
・慈しみの力が、あなたを支えてくれますように。

憐れみを育む言葉

・あなたや、生きとし生けるものが痛みや悲しみから自由になりますように。
・あなたが自分自身を大切にできますように。
・生きとし生けるものが苦しみの原因から自由になりますように。

共感的な喜びを生みだす言葉

・生きとし生けるものが幸せでありますように。
・喜びがあなたをみたし、支えてくれますように。
・あなたの幸せがつづきますように。

平静さを育む言葉

・誰もが、自分自身の状況に向き合わなければなりません。
・あなたの幸せも不幸せも、あなたの行ないによるものであり、私の願いによるものではありません。
・あなたがものごとをありのままに受け入れることができますように。

# 第6章　あなたはすでに死につつある——無常、無我、自由を悟る

今日亡くなる人のなかで、これが人生最後の日になるだろうと知っている人は、どれくらいいるでしょうか。プロジェクトを完成することなく、パートナーや子どもにさよならと言う機会もなく、友人を許すことなく逝ってしまった友人たちのことを、私は考えます。やはり私たちは、自分に死が訪れるということを、まだ信じていないのです。

私たちは、死にゆく友人をケアしながら、その人の経験と自分自身を切り離して考えるという間違いを自然にしてしまいます。心のなかで、自分とその人を分けているかもしれません。「あの人は死んでいく人、私はケアをする人」と。しかし現実には、私たちは無常という絆で結ばれています。自分自身に、自分もまた死につつあると言うのは、たいへん気分を害することでしょう。しか

し、第4章で述べたように、あなたがすでに死につつあるということは本当です。私も死につつあります。たとえ生の道を気楽にぶらぶら歩いているように見えようとも、私たちはみんな、避けがたく訪れる喪失と死によってつながっています。

私たちは誰でも、自分が愛する何かを諦めなければならなくなることがあります。あたためてきた計画や夢を犠牲にし、悲しみや喪失を感じることもあります。すでに私たちは無常を経験しているのです。それは、死ぬことの別の形にほかなりません。あれやこれやと変化したことのないものなどあるでしょうか。あらゆるものがつねに変化しています。不死の象徴である太陽でさえ、いつかは消滅してしまう星なのです。

もし私たちが、変化する性質をもつ日常の状況を観察する訓練を始めるなら、苦しみから自由になる道に乗ることができます。無常や、私たちに共通した死すべき運命を受け入れるには、物語の結び目をゆるめる必要があります。つまり、どのように死んでいくべきかということにまつわる概念や、考えや、期待を手放すことが必要なのです。それはまた、私たちが「死を修行する」ように呼びかけます——すなわち、手放すこと、委ねること、与え尽くすこと、つまり世界で最高のものとして寛容さの実践をすることです。これは今からおこなうことができます。いつでも私たちは死の修行を始められます。もし修行を始めたら、私たちは苦しみと喜びが相互に依存していることに気づき始めるでしょう——生と死は分離したものではなく、地中深くにある根のように絡みあっています。

瞑想リトリートのとき、エイズに関連したリンパ腫を患っている一人の男性が、無常の本質を深く洞察する体験をしました。数ヶ月後、死にゆくプロセスが本格化し、彼は入院しました。腫瘍は神経を圧迫し、ひどい痛みを引き起こしていました。私が訪れたとき、彼は、すべてのものが変化することを見てきたことに感謝しました。なぜなら、彼の痛みの体験も、それにふくまれていることがわかったからです。「もし痛みが永久につづくと考えたら、自分は狂ってしまうだろう」と、彼は静かな声で言いました。「少なくとも、死ぬことで、もう薬ではどうすることもできない突き刺すような痛みから解放されるということがわかっている」と、彼ははっきり勇敢に述べました。彼の死すべき運命という真実もふくめて、無常を悟ることによって、彼は痛みを受け入れる強さを手にし、彼を圧倒しはじめた自暴自棄な気持ちを手放していきました。

死を目前にした人の傍らに坐っていると、私のなかでこんな声が聞こえてくることがあります。「この人がどのような苦しみを体験していようとも、それは変化する」。良くなるかもしれませんし、悪くなるかもしれません。変化は避けられません――それが無常です。それと同時に必要なのは、本当に圧倒されるような生々しい瞬間ごとの苦しみを前にして、完全にそこにいるということです。

無常に気づくことによって、価値や意味のある人生をおくろうとする決意が深まっていくことでしょう。多くの伝統では、死の不可避性が、スピリチュアルな道の全体にとって、その根本にあると教えています。プラトンは学徒たちに「死ぬ練習をしないさい」と言いました。中世ヨーロッパのキリスト教の修道僧たちは、儀礼的に「メメント・モリ」（死を忘れるなかれ）と互いに囁きあっていました。また、ある仏教の経典のなかでは「あらゆる足跡のなかで最高のものは、象の足跡である。あらゆる瞑想のなかで最高のものは、死の瞑想（訳注：死念）である」と伝えています。

しかし、現代の西洋文化では、死はふつう、共に時間をすごすべき教師とは見なされていません。むしろ死は、拒否し避けられるべき脅威となる生物学的失敗と見なされ、さらには道徳的な失敗とさえ見なされます。私たちには、死を贖罪や解放と見なす共通認識はなく、死は打ち負かすべき敵であるとか、よくてもせいぜい耐え忍ぶべき悪い状況であると見なしています。死の瞬間に悟るという可能性は、私たちの文化によって語られる物語にはふくまれていなかったものです。そのため、死は大半の人にとって何も得るところがないか、ほんのわずかしか得るところのないものであり、このような状況のもとでは、当然のごとく、しばしば恐れられます。このように不自然な形で自分自身を死から遠ざけると、死の問題に対処する唯一の解決法は、どのような犠牲を払ってでもそれを避けることだ、ということになります。そして、それはしばしば高くつきます——健康管理に使われるお金の多くは、人生の最後の半年間に使われます。

私たちの文化では、死の練習をすることが安全なことであるとか、望ましいことだとはほとんど思われていません。しかし、もし私たちの文化が、死と生は切り離すことができないと認識するなら、この両方に対する私たちのアプローチはまったく違ったものになるでしょう。一例をあげるなら、私たちが人生のなかで経験するたえまない喪失や変化をみんなが嘆いたり、不安を抱いたりしても、それらを否定しなくなるでしょう。おそらく、過去の偉大な霊的伝統から、死のヴィジョンを取り戻すことができます。そのようなヴィジョンがあれば、私たちは、恐怖で麻痺することなく未知のものを受け入れ、世界に向かって腕を開いて、無常の真実を受け入れることができるようになります。昔からの知り合いは私に、「変化は避けられないけど、成長は選択できる」と言いました。

最悪の診断結果を受け取ったり、愛する誰かを失ったりするときまで、私たちは生きていることは当然だと思っているかもしれません。もう少ししか生きることができないという診断結果を受け取るときや、親しい友人が亡くなるとき、少なくともしばらくのあいだ、私たちの焦点は鋭くなり、自分の人生や運命について吟味しはじめます。残された日々を治療に費やすか、関係性を大切にし利他性を心がけながら、自分の注意を心理的な問題やスピリチュアルなことに向けて人生の意味を探し求めるのか、私たちは選択をすることができます。

興味深いことに、苦しみが深くなるまで、内面的な作業《インナーワーク》を始めようとしない人たちがいます。これは少し遅すぎるかもしれません。なぜなら、私たちを駆り立てる心の習慣は根深く、ほんの数日、数週間、数ヶ月のうちにその根を抜くことは、可能だとしても、それほど簡単なことではないからです。あるいは、禅の教師であるリチャード・ベイカー老師が私に言ったように、「悟りは偶然ですが、修行は偶然を起こしやすくします」。

私たちには、目覚めを起こしやすくすることも、あるいは、苦しみに傾きがちになることもできます。これは疑う余地もないことのように聞こえますが、それなら、多くの人が「最後の瞬間」まで頭と心を大切にしようとしないのはなぜなのか、私はいつも不思議に思います。なぜ私たちは、みずからを成熟させてくれる機会から遠ざかるのでしょうか。最悪の診断を待つかわりに、この貴重な機会を今どうして生かさないのでしょうか。私たちが目覚めるのに何が必要なのでしょうか。

ロバート・ルイス・スティーブンソンがかつて記したように、遅かれ早かれ、全員が結末という宴席につくことになるのです。

無常に気づき、そのなかで落ち着けるようになる重要な実践のひとつは、寛大さの実践です。私たちが死ぬときには、もっているものも人とのつながりも、すべてなくなるのですから、私たちがもっているものをいますぐ贈ることを始めてみてはどうでしょうか。私たちは、「自分のもの」と思っているすべてのものに強く執着することなく、寛大になり、愛着のあるものを他者に与えることができます。ある親しい友人は、彼が所有していた財産と土地の大半を、亡くなる前に与え尽くしました。ある朝、オフィスで人にお金をあげたあと、彼は九二歳という長寿を全うし、やすらかに旅立ちました。年をとるにつれて、彼は、富という重荷もふくめて、毎日が重荷を軽くするチャンスだと感じていました。彼はその生涯で莫大な額のお金を手放しました。そうしているうちに彼自身が解放されていくようでした。このすばらしい老人が感じていたのは、そのときが来たとき命を手放す助けとなる模範を心と頭に確立してくれるのは、寛大さだということです。

死が切迫していることを知ることは、人生の意味の発見へとまっすぐに続いていきます。多くの人にとって、もっともひどい苦しみとなるのは無意味さです。奇妙なことに、しばしば苦しみと死は失われた意味と深みを人生に取り戻してくれます。ホロコーストの生存者であるヴィクトール・フランクルが書いているように、死とは生に意味をもたらすものなのです。ある死が迫ったがん患者が「私はいつも終末期《ターミナル》であることを望んでいます」と、私に言いました。診断を受けて彼は、健康なときに失った人生のかけらを取り戻しました。死にゆくなかで、彼は、それまで生きられていなかった部分を取り戻しました。それは、彼にとってだけではなく、彼のまわりのすべての人にとっても有益なものでした。彼は、私たちがみんな終末期であるということを思い起こさせてくれたのです。

しかし、死の扉はまた、とても狭いものに見えます。とくにそこを通るしかどこにも行くところがない場合には、私たちに向かってその扉が開くと、パニックになってしまいます。私たちにはこの身体のほかに何もないと思うなら、身体が壊れはじめると恐怖の谷底に投げ込まれてしまいます。死ぬときは一人だと考えたり、悲嘆にくれていたりしたら、孤立感によって私たちの視界は曇り、狭くなってしまいます。私たちが苦しんでいるこの痛みが、強固で変化することなく永遠に続くと見なせば、私たちが経験することは、辛く窮屈なものになります。

そこに向かう道を見つければ、私たちの視野をさらに大きな地平へと開いてくれる重要な門が三つあります。一番目の門を開けると、あらゆることが――とくに言えば――この人間の肉体を生きることすらも、無常であることが明らかになります。二番目の門が開くと、分離した自己は存在しないことが示されます。三番目の門の後ろには、私たち自身の心の光輝く本質が輝いています。

友人のロブ・レーマンは、非ホジキンリンパ腫と診断されていましたが、自分の死期がはっきりしてくると、彼の自我の形と頑固さが浮き彫りになったと言います。恐れと否定の波が彼を押し流そうとするなかで、彼は、自分の物語によって強固なものにしようとしてきた「自己」こそが、実際には、彼の苦しみの作り手だったことを認識しました。今では彼は、自分と他者がひとつの同じものであり、個々の瞬間の状況に応じて一緒になったり、離れたりしていることがわかっています。

ロブは、詩篇の祈り――「人生の短さを知ることができるようにお助けください。心の智慧を得ることができますように」（訳注：詩篇90-12）――を用いた実践を始めました。そして、自分が手にしているものよりも大きな何かをいつも探し求めていたために苦しんできたことがわかりました。死を新しい友とすることで、彼の貪欲さや執着は小さくなっていきました。彼は、「大いなる自己」と彼が呼ぶものに入ってゆくようになりました。それは「世界に対する、さらに大いなる愛へと溶け去っていく」ものでした。彼が自分の外に求めていたものを、今や彼は自分の内側に見いだしたのです。

洞察を得たことで自分のアイデンティティが根底から転換したことを、彼は友人たちと分かち合いました。彼はこう書いています。「私のアイデンティティは、私の人格の多くの側面の単なる総和ではありません。そのもっとも透明なところでは、私はあらゆる人やあらゆるものと共にあり、そうしたすべてが統合されています。そしてこの統合された全体は『寛大なる愛』の神秘に支えられています。この転換の影響が感じられるので、私は、自分が死ぬときに、死ぬことはないのだとわかっています」。

自分たちが永続する分離した存在だと思うからこそ苦しむのだということを理解するのは非常に重要なことです。慈悲は、私たちが分離した存在ではなく、固定したアイデンティティなど何もないということを認識することから花開きます。私たちが自分自身に愛することを許すなら、他者の苦しみに抵抗を示すようなことはなくなります。ラマ・ロドロ・ドルジェは、愛とは溶解であるということを思い出させてくれます。その溶解のなかで生まれるのは、輝きと善性と悲しみが一体になった空間です。私たちは、もはや他者の苦しみから自分を守ることはできません。それをただ苦しみとして体験します――「私の」苦しみとか、「あなたの」苦しみということではなく――ちょうど左手をけがしたら、右手が左手をかばうようなものです。右手と左手は、ただ自然になされるべきことをするだけです。二つの手のあいだの空間に、人間的な心が抱かれているのです。

私の父が死の床についていたとき、私は父から何も期待しませんでした。右手が左手の面倒をみているだけでした。それと同時に、私の心はこじ開けられました。父が亡くなり、遺体の傍らで、私は、父の自己というものはいったいどこに行ってしまったのだろうと思いました。父のなかには、固定した永続する部分が何かあるのだろうか。そのとき、父の自己なるものは非局在的なものであることが、はっきりとわかりました。父は今、彼の子どもたちや、孫たちのなかに生きていま す。彼のすばらしい人生は多くの人びとを触発し、その願いはその人たちのなかで生き続けていま す。父は、私が住んでいる禅センターの土のなかにいます。そこの庭には植物が植えられ、手入れがなされています。父は、私が書く言葉や、話す講演のなかにいます。妹や腹違いの弟、その子どもたちや、孫たちのすばらしい活動のなかにいます。いまでは父はいたるところにいます。実際、父はずっと、いたるところにいたのです――しかし、父が死んでしまうまで、私は、父があらゆる場所にいるのではなく、一ケ所にしかいないと思っていました。

亡くなる二日前、父は、近くにやってきた看護師に「ハリファクスさん、ご気分はいかがですか」と尋ねられました。ためらうことなく父は「何から何まで」と答えました。

私たちの文化では、個人のアイデンティティや経歴を非常に強調するため、「無我」ということが何を意味するのか理解することは、多くの人にとって難しいことです。しかし私たちは、存在として互いに分離してはいません。私たちは相互につながり、相互に依存し、互いに浸透しあっています。私どもの禅センターでは、食事の前にみんなで食べ物の恵みに感謝する言葉を唱えます。

地、水、火、風、そして空間
これらが組み合わさって、この食べ物が作られます。
数え切れないほどの存在が生命と労働を捧げ
それを、私たちは口にします。
私たちの命が育まれますように、私たちが命を育みますように。[1]

このシンプルな食事の祝福のなかに、私は、地、水、火、風、空間を見ることができます。そこに、植物、大地、受粉する蜂、虫、人間の労働、果てしない関係の連鎖を見ます。私たちもまた、地、水、火、風、空間によって作られています。私たちはすべて、太陽、月、風、雨と相互につながっており、いつの日か、その元素に返ります。そして、私たちはすべて基本的な善性の流れにつながっています。

もし私たちが他者と分離していないこと、固有なアイデンティティなど何もないこと、何ものも時間と空間に固定されていないことを悟ることができるなら、私たちの苦しみは減少するか、終りになることすらあります。しかし、百聞は一見にしかず、です。私たちの生活のなかで、相互のつながりや無常が本当に現実のものになるには、それを直接、個人的に体験する必要があります。

ある友人が卵巣がんで死を目前にしていましたが、彼女はグラフィックデザイナーとしての仕事に今だに取り憑かれていました。点滴とコンピューターにつながれて、人生の最期に向き合うことはたいへん難しいということに彼女自身が気づいていました。ある日、彼女の娘の求めで、チベット人の医師が彼女のもとを訪れました。その医師は、友人に山の頂上に坐って、空をよく見るようにと指示しました。それが仕事に対する習慣的な囚われや死への恐怖を解毒してくれるというのです。その週の後半になり、少し元気を取り戻した彼女は、サンタフェから標高をかなり上がったところにあるスキー場に連れて行ってほしいと頼みました。彼女と娘は、夕方近くの南西の空を横切る雲を眺めながら、一時間ほど、ほとんど黙ったまま坐っていました。母親の告別式で、その娘は、それは二人の関係のなかでとても大切な時間だったと話してくれました。二人のあいだに開かれた親密さが生まれたのは、サングレ・デ・クリスト山での静かな午後だったのです。彼女は、母親が死んでゆくのを助けてくれたのは、その親密さと広大さであったと感じていました。

それが空や海に向かって心を開くことであれ、ただじっと静かに坐ることであれ、なじみの考えや、頭のなかのおしゃべりや、自分を支えているように思えた強迫的な仕事から遠ざかるとき、私たちは自分にとっての本当の家、私たちがもともと住んでいた場所を発見することができます。

あなたを、あなたがすでにいたこの場所へ、あなたの本来の住処へと連れていきましょう。より広い視野は、フィルターを挟まず、今この瞬間を経験するなかで、すぐに手に入ります――そのような経験は、概念のさざ波の下で言葉よりも深いところで起こります。ただ腰を下ろし、呼吸をしてみます。少し時間をとって心を落ち着かせ、あなたの自然な智慧が生じてくるようにします。私は約束しますが、変化することのない永遠の真理という点から見れば、あなた自身の個人的アイデンティティをふくめて、何ものもまったく存在していないのだということが、自分自身でわかることでしょう。現実の見方を広大で澄みきったものにすることによって、私たちは、「知らないということ」の、表現できないほど広大な地平を発見します。それは、沈黙と委ねの夜明けのなかで輝きます。

## 瞑想
## 九つの観想

伝説によると、孔子は、九つの面をもつ宝石に糸を通すという課題を与えられたそうです――それは、宝石の真ん中にある極度に目の細い九つの曲がり角に、柔らかい糸を通さなければならないというものでした。この課題に失敗したときの罰則は死でした。かの哲学者もこのたいへん難しい課題をどうすればいいのかわかりませんでした。時間は限られています。しかし何の解決策もありません。彼は、自分が考えようもない場所にいることに気づきました。

驚いたことに、そのとき彼は、桑畑にいる神秘的な少女に出会います。彼女は「絶対に秘密を発見しなければなりません」と彼に言いました。漢字の「秘密」という語は、「蜂蜜」を表わす語と音がよく似ています。たちまち孔子は、考えるまでもなく解決策を思いつきました。彼はアリの体に糸を結びつけました。そしてアリを蜜で誘って、宝石のねじれた穴に入るように、おびき寄せました。この方法でアリは、九つの狭い難しい曲がり角をなんとか通り抜けました。宝石は糸で結ばれ、孔子の命は救われました。

禅の教師であるジャン・チョーゼン・ベイズによれば、この宝石こそ私たちの命であり、心そのものであり、私たちにはこのアリのように、それを見る目がなく、孔子のように私たちの前には大きな問題が差し出されているというのです。その道の通り抜け方が見つかれば、狭く曲がりくねった道は通過儀礼の道となり、私たちの人生に命をもたらす通過地点となります。しかし私たちは自分でその道を発見しなければなりません。糸は私たちの命でもあります。人生の目的のひとつは、私たちの本性の繊細でしなやかな部分が引き寄せられるままに細い道を通り抜けていき、真の智慧を解放することです。それは、知識によってではなく純真無垢な芳香によって、目隠しされた状態のまま引っ張られていきます。

つぎにあげる九つの観想は、私たちの傷つきやすさと死の不可避性を探究するための方法を示しています。これらは、一一世紀の学僧アティーシャ・ディーパンカラ・シュリージュニャーナが発展させた、生と死についての見方です。アティーシャが開発した実践は、私たちが今この瞬間に、この人生のなかで何をしているのかを問い、死すべき運命という光のもとで何が大切かを理解するためのものです。この修行のなかに示されている単純な真実は、私たちが自分の人生をどのように生きているのかということについて気づきを高めてくれます。私たちは自分の経験を深めるために、今何をしているでしょうか。自分自身の恐れや苦しみ、また他者の恐れや苦しみに、今どのように取り組んでいるでしょうか。死の瞬間に解放されるためだけではなく、今この瞬間に解放されるためにどのような準備をしているでしょうか。

九つの観想は、将来起きるであろう嵐に備える天気予報のようなものです。その警告は、いつどのような形で嵐が起こるのかを正確に予測することはできません。しかし嵐は避けられず、その準備には最善を尽くさなければならないということを教えています。そういうことですから、今すぐ準備をしてみてはどうでしょうか。生きてゆくことと死んでゆくことの中で、目覚めていられるように自らを訓練するような生き方を育んではいかがでしょうか。死が避けられないという真実を受け入れることは、どのようにして恐れを乗り越え、人生に完全に取り組みはじめるかということなのです。

心地よく坐っていられる姿勢をとります。身体をリラックスさせ、落ち着かせます。もし目を閉じたければ、そうしてもかまいません。心を落ち着かせます。呼吸に注意を向けます。一つひとつの観想を深く考えてください。

第一の観想

私たちはみんな、遅かれ早かれ死んでいきます。

死は避けることができない。そこに例外はない。

この考えを心にとめながら、私は呼吸のなかにとどまる。

いつかは死んでしまうということを認めることがどんなに難しくても、それを避けられる道はありません。どれほど霊的に進化し、力があり、裕福で、意欲があっても――ただのひとつの存在も死を免れることがありません。ブッダ、イエス、ムハンマドも死を避けられませんでした。あなたも、私も、そうです。人生で得られるあらゆる贈り物――教育、富、地位、強さ、名声、ジェンダー、友人、そして家族――も重要ではありません。死は、私たち全員に完全に平等に訪れます。

死の必然性の観想から心がそれてしまうときには、心を連れ戻します。あなたは、思考のなかをさまよったり、空想にふけったりして抵抗するかもしれません。この単純な事実から逃れるために、自分の心が何をするのか見つめてください。あなたは、死が身体の一つひとつの細胞に広がっていくということに向き合うことができますか。あなたが死ぬということ、あなたにとって大切な人もみんな死ぬということ、いま地球上にいるどの人も、どの生き物も死ぬということに気づきながら、この真実にふれる機会に注意を連れ戻します。

第二の観想
私の人生の時間は、たえず短くなっています。
人間の命の長さは、たえず短くなっている。ひと呼吸するたびに、死が近づく。
この考えを心にとめながら、私はこの真理を深く究明する。

あなたの人生は、たえず短くなっています。誕生と死という二つの変化の点のあいだを、良い方向にも悪い方向にも、人生は流れていきます。死へと向かうたえまない動きは、止まることがありません。息をひとつ吸って吐くとき、言葉を一言話すとき、何かひとつのことを考えるとき、あなたはこの目的地へと近づいています。一歩進むごとに、あなたは最後の休息場所へと近づきます。

このことをよく考えるとき、心に何が浮かんでくるか気づいてください。もし心がそれていこうとすれば、あなたの人生には限りがあるという真理に呼び戻してください。今あなたが手にしているものに感謝し、明日はないかもしれないということを認めてください。この人生を完全に生きるために、健全でおだやかな死を迎えるために、あなたは今この人生で何をしているでしょうか。人を助けるために何をしているでしょうか。何があなたの人生に意味を与えてくれるでしょうか。

第三の観想

死は、自分に準備ができているかどうかにかかわらず、やってきます。

死は確かにやってくる。準備ができているかどうかにかかわらず。

この考えを心にとめながら、私は生命の本体へ完全に入っていく。

私たちの多くが、自分の真の本性について気づきを高めることなく、死に直面します。今自分の心を訓練して安定させることに、あなたはどれほどの時間を費やしていますか。自分のなかで、どれくらいたくさんの考えに気がついていますか。苦しみや死からの解放という考えは、どれくらいありますか。死がやってくることを、どれくらいの頻度で思い出しますか。私たちは多くの時間を、食べることや、飲むこと、身繕い、遊び、仕事、眠ることに費やします。私たちはビジネスをし、お金を手に入れては使い、人との関係性に気を配ります。人はたいてい、死に向けた準備などほとんどしていません。どのような実践をすれば、心が強くなるでしょうか。今生で目覚めるために、何をすることができるでしょうか。死ぬという挑戦を受けて立つのにふさわしいほど、心と身体に注意を向ける力がありますか。あなたは、今すぐ準備をすることができます。旅を前にして、この死と呼ばれる目的地に向かうために最高の準備をしてください。

第四の観想
人生の長さは決まっていません。
　人間の寿命は不確かである。死はいつでも訪れる。
この考えを心にとめながら、私はあらゆる瞬間に注意を怠らない。

　今日死んでしまった多くの生き物たちに思いを馳せてみてください。そのうちのどれだけが、自分は今日死ぬだろうと本当に思ったでしょうか。あなたには、あとどれだけの時間が残されているか、本当に知っていると思いますか。死はどんなときにでも訪れます。あなたは今日の午後、死ぬかもしれません。明日の朝かもしれません。仕事に行く途中で死ぬかもしれません。寝ているあいだに死んでしまうかもしれません。私たちはたいてい、死はいつでも訪れるという感覚を避けようとします。しかし、誰もそのときを知ることはできません。今日が人生の最後の日であるかのように、毎日生きることができるでしょうか。明日はないかのように互いにかかわることができるでしようか。

第五の観想

死にはさまざまな理由があります。

死には多くの原因がある――習慣や願望でさえ、それをもたらす。
この考えを心にとめながら、私は果てしない可能性を考える。

死の原因は無数にあります。あなたは嵐や事故に遭って死ぬかもしれません。がんや、心臓病、糖尿病、老衰で死ぬかもしれません。恐れや失恋から死ぬこともあります。たとえ、いわゆる末期の病だと診断されても、それがあなたの死の原因になるとは限りません。多くの条件が死をもたらします。生命を維持する力はわずかしかありません。死が非常に多くの扉を通ってやってくるという真理について観想するとき、あなたの心はどうなるか見てください。このような考えを避けようとしていますか。それとも、その可能性を考えることができますか。

第六の観想

私の身体は、脆く、傷つきやすいものです。

人間の身体は、脆く、傷つきやすい。私の人生《いのち》は呼吸にかかっている。
この考えを心にとめながら、私は、吸う息、吐く息に注意を払う。

あなたは、自分が永遠に生きていくかのように感じているかもしれません――あるいは、歳をとり、他の人が亡くなるのを見て、また違ったように思うかもしれません。人生は、文字どおり呼吸によって支えられています。息を吸います。そして吐いたあとで、もう二度と息を吸えないかもしれないという可能性について考えてみてください。あなたの身体にもう息が入ってこなくなるとき、あなたの寿命は尽き、あなたは死にます。自分自身にこう言ってください。「この人生は脆く、完全に呼吸に頼っている」と。このことを自分に本当に理解させることができますか。心臓の鼓動や脳の活動があなたの人生に生命《いのち》を与えています。事故や一瞬の暴力など、ひとつ間違えれば、あなたの人生に予期せぬ急な終わりが訪れます。自分がどれほど傷つきやすく脆いのかということを知ることによって、あなたの心を生きることに向けられますか。

第七の観想
私の物質的な資源は、私の役に立たなくなります。
　死のとき、物質的資源は役に立たない。
この考えを心にとめながら、私は全身全霊、修行に励む。

　あなたが死の床に伏して、刻一刻と衰弱していくところを想像してみてください。あなたは、お金を稼ぎ、財産を貯めることに人生を費やしてきました。すばらしい家、銀行口座、高級車、素敵な服や宝石をもっています。しかし死の淵にいるとき、それらにどんな価値があるというのでしょうか。小銭や、たったひとつの持ち物ですら、あとに残していかなくてはなりません――あなたがあれほど一生懸命に働いて得た快適なものもすべてです。それらは死ぬときにはまったく役に立ちません――もしくは役に立たないというより、もっと悪いことになってしまいかねません。完全に明け渡すときの障害になります。あなたは、自分の物語やアイデンティティにしがみついていることがわかりますか。あなたが死ぬとき、あなたが大切にしてきた物が再分配されることを考えてみてください。あなたが集めてきたものはすべて、友人や親戚たちに与え尽くされます。いくつかは結局、リサイクルショップやがらくたの山に流れ着くかもしれません。では、この人生でおこなう投資で、まっとうなものは何か問うてみてください。死の瞬間に大切なものは何でしょうか。執着を手放して、今寛大さを実践してみましょう。

第八の観想
私の愛する人も私を救うことはできません。
　私の愛する人は、私を死から守ることはできない。死の到来を遅らせることはできない。
　この考えを心にとめながら、私は執着しない練習をする。

　困難があるときには、友人や家族に頼るのは当然のことです。しかし、あなたの愛する人たちは、あなたを死から守ることができません。強い執着は悲しみや愛着を生みだし、死をより困難なものにするだけです。あなたの死に対し、愛する人たちは無力です。どんなに親切で熟練した友人であったとしても、結局、あなたが死にそうなときにできることは何もありません。死の瞬間に本当に役に立つものとは何でしょうか。

第九の観想
私自身の身体は、死が訪れたときの助けにはなりません。
死に際して身体は助けにならない。それもまた死の瞬間に失われるものである。
この考えを心にとめながら、私は手放すことを学ぶ。

あなたはずいぶん長いあいだ自分の身体にかかわってきました——食事を与えたり、水を与えたり、運動をさせたり、服を着せたり脱がせたりし、それを楽しんだり楽しめなかったりして、じつに多くの時間を費やしてきました。あなたは何時間もかけ身体について思いわずらい、それを鏡に映してはその姿を品定めし、もっと若くきれいに見えるようにしようとしてきました。この体はときには友人であり、ときには敵になることがありましたが、いつもあなたの仲間でした。あなたは、この体でひどい苦痛やたくさんの喜びを味わいました。あなたは体を大切にします。あなたは体を嫌悪します。死の瞬間、あなたは体を失います。あなたは身体への依存や愛着を感じますか。身体にしがみつくことで、どれほど苦しめられるのかわかりますか。なぜこれほど大きな恐れや、人生への執着があるのかわかりますか。そして人生を諦めざるをえないことが予想されたとき、怒りがこみあげてくるのがわかりますか。自分自身のために、他者のために、慈悲を感じることができますか。この身体を保ちつづけることができないという真実に照らしてみると、何が本当に重要なのでしょうか。自分自身の死に上手に向き合う準備をし、他者がその死に向き合うのを助けるために、あなたには何ができますか。

# 第2部

# 施無畏

ウパーヤ禅センターには、ブッダの育ての母であるマハーパジャパティの美しいブロンズ像があります。その表情は穏やかで、右手を上にあげて、手のひらを外に向けています。これは「施無畏《せむい》（訳注：恐れのなさを提供する）」という名で知られるポーズです。死にゆくプロセスとともにあることへと入っていくとき、私たちが他者と自分自身に与えることのできるいちばん大切な贈り物は、恐れがないということです。

私たちが互いにつながっていると認識することが施無畏の中核です。私たちは互いに血のなかで、神経繊維のなかで共につながっています。人生は私たちを互いに結びつけ、同様に、苦しみ、喜び、死、悟りも、私たちを結びつけます。自分の恐れをはっきりと見て、その瞬間に触れなおし、みんな同じなのだという思いでその恐れのなかを歩み行くとき、恐れは消え、その代わりに慈悲が花開きます。死にゆく人の傍らに坐っているとき、いちばん深い現実では、私は自分を相手から切り離すことができません。互いの無条件の善性が私たちをひとつにつないでいるからです。

しかし、人生から離れていく移行は、予測のできない混沌としたものになることがよくあります。それは、死にゆく人にとっては、たいへん不確実な時間です。それまで頼りにしてきた支えとなるものが、そこには何もないということになりかねません。最善で、しばしば唯一のできることは、手放すこと、バーニー・グラスマン老師が教えているように、変化を「見守る（見届ける）」ことです――抗うことなく現にそこにあるものと共にあり、死ぬことの周辺で起こる避けがたい変化が自由に起こるのを許すことです。私たちは、自分を現実にゆだねて、そこに姿をあらわすことを学ぶことができます。そして、苦しみの急所であれ、超越の神秘であれ、日常の真実であれ、何が差し出されてもただそこに存在するようにします。

死にゆくプロセスを見守る道の途上で、恐れのなさを提供することはできるでしょうか。厳しく管理しようとする方針や、「上手に死ぬ」といった考え――こうした概念は援助しようとしている相手の経験を見えなくさせます――を手放して、本当に死にゆく人に主導権を握ってもらうことができるでしょうか。また同じく重要なことですが、私たちは他者をケアしたいと願うのと同じくらい自分自身をケアすることができるでしょうか。あなたが死にゆく側であれケアする側であれ、いずれの場合も、この現在の瞬間、気づきを生む瞬間に完全に入っていき、深く見守ることにすべてがかかっています。

死んでいくとき、私たちの身体と心は、他者や物とのかかわりから解放されていきます。そのように糸がほどけていく過程では、分離感覚とひとつに結びついている小さな自己を超えた、もっと大きな何かとつながるチャンスが訪れます。私たちが知っていた時間は、永遠という大海へと流れ込んでいきます。この変性した強烈な状態のなかで、突破体験が私たちを引き倒し引き入れることになります。そしてこの体験が小さな自己への執着を破壊する通過儀礼になります。私たちの物語が死ぬとき、私たちは喪失を通り越し、おそらく手放すことのやすらぎが得られるでしょう。

見守ることとは、私たちの物語の境界をたえず越えていくことを要求します。期待や信念や恐れから、私たちの多くはものごとのあり方について見方を作りあげます。そして自分の物語によって、痛みの恐れから自分を守ります。私たちは物語を無常に対する緩衝材として利用したがり、死が何の前ぶれもなく誰にでも訪れるという事実から自分を守ろうとします。一人ひとりの小さな物語をよく知り、その物語を越えていくことによって、真の慈悲があらわれます——自分自身の状況にも触れていながら、他者の苦しみと喜びを分かち合います。

生から死へと通過していくとき、あなたが通り抜けてゆくものは、どこか「外」に置かれているような物語や考えではありません。あなたの古いアイデンティティが脱穀され、つぶれた過去や、つぶされ開いていく現在から、新しい生命が芽吹いてくるかもしれません。死にゆくこと、そして、死にゆく人とともにいることとは、自己の執着を破壊する可能性を備えた突破体験です。

# 第7章

# 妨げるフィクション、癒す虚構

## ——真実に向き合い、意味を見いだす

私がまだ博士論文に取り組んでいた若い頃、乳がんを患う年配の女性と病院で時間を共にすることがありました。亡くなる直前、彼女は私に「死が起こるまで、どんなものか絶対にわからないでしょうね」と言いました。彼女の目は、その言葉よりも多くのことを物語っていました。彼女が自分に言い聞かせてきた自身の死に方の物語は、ことごとく実際の死という現実の前に打ち砕かれていました。

死にゆくプロセスの生理学や心理学、スピリチュアリティについて、私たちはよく知るようになってきましたが、それが自分に起こるまで死を知ることはできません。しかし、その土地を調べることはできます。私たちは日常生活のなかで経験するたくさんの小さな死や誕生を調べることがで

きますし、喪失や変化や無常を探究することができます。スピリチュアルな実践をとおして心を安定させようとすることもできます。また、自分のなかで語られている死の物語に耳を傾けることもできます。それにおそらく、それぞれの物語の奥深くに秘められた核心にふれることによって、私たちと物語をつないでいる結び目をゆるめることもできるでしょう。

誰もが結局死んでゆくという真実の周辺で、私たちの多くが何とかして道を探そうとするのも当然のことです。T・S・エリオットは、私たち人間は「現実にはあまり耐えられない」と指摘しています。[1] 死に備える代わりに、私たちは、もっと堅固で確実で安全に感じられることを言い聞かせて、死をコントロールし避けようとしているかもしれません。このような物語は害になる作り話になってしまうこともあれば、心理学者のジェームズ・ヒルマンが「癒す虚構」と呼ぶもの、すなわち生と死に意味を見いだす助けとなる物語になることもあります。[2]

たとえば、死は悲劇であり敗北であるという物語を作りだすなら、それが死にゆく体験や、私たちと死にゆく人たちとの関係性を色づけてしまうことになりかねません。あるいはその代わりに、死は偉大な冒険であるという物語を作りだすなら、私たちの精神と肉体の機能が衰え死が近づくにつれて悲惨な事態に陥れば、いわゆる「良き死」に何が起こってしまったのだろうと不思議に思うかもしれません。

私たちには、自分がいつどのように死ぬのかわかりません――実際に自分が死ぬときを迎えたとしても、わかりません。死はあらゆる点で神秘です。私たちの物語は、未知へと向かう扉を開くかもしれませんし、自分や周囲の人たちをだますことに一役買うかもしれません。

八〇代後半のある友人のことです。彼女は、ぼさぼさの頭をした楽観主義者でした。彼女は、自分がもうすぐ旅立つだろうと感じていました。その心臓はもう彼女についていけなくなっていました。彼女は自分の死についてユーモラスでちょっとロマンチックな考えをもっていて、亡くなるときには年下の友人たちに囲まれていたいと望みました――事実、パーティを望んでいました。彼女は鬱血性心不全からくる疲れを、その不屈の意志で克服しました。死の床についた場面を計画できる人がいるとすれば、それは彼女だけです。ところが結局、ある晩、眠っているあいだに彼女は亡くなり、物語通りにはなりませんでした。自分たちのいないところで彼女が陽気に旅立っていったことに、友人たちはかなりがっかりしました。それでも友人たちはパーティを開きました。

私がかかわっていた若い男性は、死ぬ準備はできていると思い、数日後に「高貴なる」死を迎えようと考え、薬を飲むことをやめました。私たちは彼に、「肉体はそのときがくれば死んでしまうもので、何が起こるのかを予測することはできない」と伝えていたのですが、彼にはとうていその助言を受け入れることはできず、速やかに英雄的な死をとげるという自分の物語に固執していました。

数日がすぎても死ななかったので、若者はどんどんみじめな気分になっていきました。家族や友人に、雄々しい別れも告げていました。死ぬ覚悟もできていました。彼は事を長引かせたくはありませんでした。

四ヶ月後、彼の忍耐はことごとく試され、もう何も残っていませんでした。死は彼が望んだようには起こらず、彼は自分の「物語」に裏切られたような気分になっていました。どれほどの存在も、サポートも、愛も、常識も、彼の怒りを鎮めることはできませんでした。彼は、自分を被害者として位置づける別の物語にシフトしていたのです。人生のその他のあらゆることと並んで、彼は自分の死に対するコントロールをなくしていました。

介護をしていた私たちは、彼が欲求不満や肉体の痛みと闘っているとき、最善を尽くしてそこにいようとしました。彼はつねに周到に計画を練って、断固としてそれを実行するようなタイプの若者でした。今ではその同じエネルギーが、死にゆくプロセスを生きる障害になっていました。彼は、友人たちがいわゆる良き死をとげたときに立ち会い、自分の死も彼らのようでありたいと期待していました。彼はものごとがいかにあるべきかについて明確な考えをもっていましたが、事はそのように運びませんでした。ついに死を迎える朝になって、彼の考えとは正反対に進んだ現実との苦しい格闘の末、彼はとうとうすべてを諦めました。

この若者のケアをしながら、私は、「良い死」というようなものが本当にあるのだろうか、と自問しました。私には、彼の死が良いとか悪いとか言うことができません。今にして思えば、彼にとっても私たちにとっても大変なときはありましたが、彼は自分なりのやり方でやりとげたのです。それは目を見張るような旅でした。私は彼の一風変わった勇敢さに敬意を表さざるをえません。

人はそれぞれのやり方で死んでいきます。ここに述べた若者も、ある観点から見れば、遅すぎた死であるように見えます。しかし、それは遅すぎたのでしょうか。英雄から被害者へと物語が転換することで、彼は第三の観点に導かれたのではないでしょうか。良いとか悪いとか、英雄とか被害者ということから解放された観点にです。

最後の数時間が訪れると、彼の苦しみや物語をふくめて、あらゆるものが彼からはがれ落ちていくようでした。彼は生の波の下に沈み込み、視界から消えていきました。最終的に彼の旅立ちを評価することなど、私にはできません。ただ若い友人に愛を感じましたし、年月を経て彼に対する尊敬の念は増してきています。

良い死という概念が、死にゆく人たちやケアをする人たちにとって、耐えがたいプレッシャーになることがあります。そして、死の神秘や、「知らないということ」のもつ豊かさから、私たちを遠ざけてしまいます。人はいかに死ぬべきか、私たちがそれを期待するなら、そこには微妙で直接的な強制力が生じることがあります。それに、自分がいかにうまく死んだかを判断されたい人など、一人もいません！

「尊厳ある死」という概念も、実際に起こっていることの障害になる概念のひとつです。尊厳のかけらもない死に方をすることもあります。汚れた寝具やシーツ、体液にまみれて手足を激しくバタつかせる、裸と奇妙なセクシュアリティ、混乱と暴言といったように、まったく尊厳など与えられないことも多いのです——こういったことは、すべて死の過程ではありふれたことです。私たちが自分に言い聞かせる物語——良い死や尊厳死——は、うまくいかない作り話となることがあります。私たちがそうした作り話を用いるのは、ときに生々しく、ときに不可思議な死の真実から自分を守ろうとするためです。

また、私たちがもっている物語は、自由への架け橋になることもあります。死ぬことの周辺や、「悟った死」についてはパワフルな物語がたくさんあり、私たちにインスピレーションを与え、決意を新たにさせてくれます。偉大な師の死に見られる数々の目を見張るような経験は、いつまでもその弟子たちを突き動かし、影響を及ぼしてきました。友人たちの気高い死に関する物語は、死が人間の精神の強さについて教えてくれ、死が本当に解放となりうる可能性について教えてくれるものであることを私たちに思い起こさせてくれます。これらの物語は、生命を与えてくれる大切な遺産となりえるものです。

物語は、私たちの苦しみには意味を、死には深みを、悲嘆には展望をもたらすことができます。そして扉を開き、道を示してくれることもあります。私がくり返し学んできたのは、実際の死の過程が始まるずっと前に自分のもっている物語を明らかにし、実際に起こっていることが展開していくときにそうした物語を手放すことが解放をもたらす、ということです。

ですから、どうぞ、死にまつわる物語――自分が自分に言い聞かせている物語、文化が告げる物語、ヘルスケア機関が作りあげた物語――に気づくようにしてください。死にゆくことや死について、あなたが自分に言い聞かせていると思えるものに気づきを向けてください。ある種の考えをもつことによって、死の真実からどのようにして身を守っているのか、よく知ってください。また、どうすればその物語があなたを彼岸へと渡す筏になるのか、よく知ってください。

智慧が宿る静かな内面にふれるようにしてください。その智慧があるために、私たちは問いかけること、見ること、そして自分の内外のあらゆることから学ぶことができます。この智慧は、物語を包み込み、物語を豊かにすることができますが、物語そのものではありません。

ある女性に死が迫っていました。そのとき彼女は、まわりの人たちがみんなとても落ち着いていることに対し、安堵の気持ちをあらわしました。年老いてから死ぬという自分の物語にこだわっていたので、彼女はがんの治療法をむさぼるように探し求め、そのため数々の極限状態に見舞われました。実際の死が近づいてきたときにも、彼女はまだ探し求めなければならないと感じていました。それが、ある日一瞬で、彼女は立ち止まったようでした。彼女の忙しい日々は、ただ単に終わりました。彼女のまわりにいた私たちは、彼女の変化を見て、小島がどっしりした大陸に流れ着いたかのように、彼女が私たちにつながったと感じました。彼女はついに落ち着いて死ぬことにしたのです。受容の物語を手にし、未知へと向かう旅を支えてもらうことにしたのです。この女性が新しい物語を手にしたことで、彼女には手放す強さが生まれました。

私たちがおこなっている「知らない」という実践は、視界が開かれる方向を教えてくれます。そうした開放性は、物語よりも深く、私たちの期待よりも深く、私たちの願いよりも深く、私たちの人格よりも深く、文化的構造物よりも深いものです。死にゆくプロセスと共にあることは、自分たちの物語をすべて問い直し、もはや役に立たない古くて有害な作り話を捨て去り、自分の物語を、みずからの生と死に姿をあらわす助けとなる癒しの虚構に変容させる貴重な機会を与えてくれるのです。

## 瞑想

# 二つの真実を見守る

### パート1　純粋に見る

純粋に見るとは、一人ひとりの人物に対して、私たちが価値判断を差しはさむことなく、そこに完全に存在するということです。私たちは、目の前にいる人の奥深くにある目覚めた本性を見たいと願う一方で、苦しみの体験にも目を向け、それを尊重します。これは以下にあげる実践の核心部分です。すなわち、苦しみという真実と完全に共にあり、それと同時に、それぞれの人の基本的な善性という真実と共にあるにはどうすればいいのか、ということです。私たちはまず、みずからの善き心の資源を開いていき、それから他者の基本的な善性へと入っていきます。そのとき、ひどい疲れや、怒り、不幸を見通して、それらを越えていき、これまでもこれからも、みじめさの特徴から解放されている地点へと至るようにします。

この実践は、いつ、どこにいてもできます。では、椅子に坐ったままでやってみることにしましょう。友人の向かいに坐るか、友人が向かいに坐っていると想像して、目を軽く閉じてください。身体は楽な姿勢をとるようにし、必要に応じて姿勢を整えます。呼吸に気づきを向け、落ち着いていきます。下腹まで深く息を入れていきます。吐く息と吸う息に心をとめて、リラックスします。思考や感情や感覚が起こってきたら、それを手放します。シンプルにおこない、ただ呼吸とともにいます。呼吸をするにつれ、自分の人格やアイデンティティよりも深いところにいるような仕方で、リラックスしてゆくのを感じます。どこかに行く必要もありません。何かをする必要もありません。あなたはどんな対象や目的ももたない存在《プレゼンス》であり、人格よりも深い存在です。

では、自分が三歳か、四歳の子どもであるとイメージしてみます。幸せで自由だった頃の自分を眺めてみます。あなたはどんな子どもであったか思い出すかもしれませんし、自分の写真を思い出すかもしれませんし、屈託のない陽気な子どもの顔を思い浮かべるかもしれません。この子どものようであるとはどういうことなのか、感じてみます。その目をとおして見てみます。その目は澄みきっていて、明るく、新鮮で、一点の曇りもありません。このような無垢な瞳がいつもあなたのなかにあります。あなたは、判断や偏見を一切もたない、こうした瞳です。この純真さと親しんでいることを感じてみます。

では、目を開けて、あなたの向かいに坐っている友人の胸のあたりを見つめてください。あるいは心のなかで、苦しんでいる友人を思い浮かべてみてください。シンプルにおこないます。何かしたいという気持ちを感じはじめたら、目を閉じて、子どもの無垢な瞳のイメージに戻ります。

友人の呼吸の動きに気づくようにします。そうしたければ、相手と呼吸を合わせてもかまいません。ただ現在にとどまります。何も判断することのない目をとおして、向かいに坐っている相手を見つめます。自分の呼吸と、友人の胸が上がったり下がったりすることに気づくようにします。おだやかな目をとおして、ただじっと眺めます。

準備が整ったと感じたら、自分の視線を友人の喉のあたりに動かしてみます。しがみついたり、引いたりしないでください。友人の喉を、ただ開かれた心で静かに見つめます。相手のアイデンティティが、もう少し、あなたにあらわになってきます。自分の呼吸と共にいてください。視線をやわらかく受容的にして、視線を上げ、向かいに坐っている友人の目を見つめます。この接触が不快に感じられないかどうか、注意をしてみます。もしそう感じているなら、自分の内側に戻り、あなたがその瞳をとおして見ていた子どもを思い出してください。気持ちが安定したら、目をゆっくり開け、自分の人格よりも深いところから友人を見ます。

この瞬間、この人のために存在していると感じられたら、友人が幼い子どものようになり、期待と善き志に胸をふくらませているところを見てください。この人がとても幼く、苦しみのなかった頃の姿を見てください。この若々しく希望にみちた存在が、まだ友人のなかに生きていることを想像してみます。判断や物語をつけ加えないで見てください。この人の目は輝き、無垢で、恐れや悲しみから解放されているところを見てください。あなたのなかの、あなたの人格よりも深いところから、友人の善き心や汚れていない本性を見てください。ただシンプルにおこないます。無垢な瞳をとおして見てください。視線が固まり始めたと感じたら、目を閉じて呼吸に戻ります。

では、イメージのなかで、友人を現在に迎え入れてください。この人を現在の姿で見ながら、もともとあった本性がまだここにあるのを見てください。この人が通ってきた人生の真実を、開いた目でよく見てください。喜びや苦しみに気づいてください。そして、あらゆる条件から自由な場所がその内側にあることに気づいてください。

意識を呼吸に戻すのに合わせてリラックスして目を閉じながら、この心の純粋さのヴィジョンを保持するようにします。

## パート2　見守る

つぎの実践を、そこにいる友人と一緒におこなうときには、どちらが最初に見守り、どちらが話す側になるかを決めておきます。見守る人は、話す人に耳を傾けるようにします。聞く人は、何も話さず、何もせず、ただそこにいるようにします。話す人に触れないでください。慰めないでください。自分の存在を信頼するだけで十分です（友人が話すかもしれないことを想像することもできるでしょうが、できるかぎり、話される言葉に対して存在するようにします）。

話す人は少し時間をかけて、苦しみの体験をひとつ思い出します。そして、この体験について五分間、中断されることなく話します。話し終わったら、話した人は交代して、話を聞いてくれた人を見守ります。今度は、この人が話す番です。終わるときには、互いに感謝の気持ちを伝えます。

どちらが最初に話すのかを決めたら、目を閉じてリラックスします。聞く人は、下腹まで深く息を入れます。話す人は、苦しみの体験について、じっくり考えます。話が始まったら、聞く人は、深くなめらかに呼吸をし、話し手に対して穏やかに存在するようにします。聞く側の人に、コメントやアドバイスをしたり、状況を変えたり、手直ししたいという衝動が起こってきたら、それに気づくようにします。ただ見守っているときには、そのような衝動に駆られて行動することがないようにします。

五分間の最後には、聞き手が小さなベルを鳴らすか、話し手に軽くうなずいて合図を送るといいでしょう。あなたが話し手であるなら、ここで話を終えるようにしてください。五分のベルが鳴ったあと少しあいだをあけて、話した人は、このように聞いてもらえるとどんな感じがしたか、聞いてくれた人とシェアします。数分程度の応答の後で、今度は聞いた人が、このように聞くとどんな感じがしたのか、話した人と分かち合いをします。それから役割を交代します。

この実践は、想像のなかだけでおこなっても、ケア提供者として存在するための強力な訓練となります。つまり相手を慰めたり、気持ちを楽にさせたり、苦しんでいる相手を救おうとすることなく、何が起こっても、ただ見届けるのです。

（1）T. S. Eliot, "Burnt Norton," in *Four Quartets* (London, Faber & Faber, 1941). エリオット『四つの四重奏』岩崎宗治訳、岩波文庫、二〇一一年。
（2）James Hillman, *Healing Fiction* (New York: Spring Publications, 1994).

# 第8章

# 二本の矢——痛みはあるが、苦しんではいない

ケア提供者たちを教えるとき、私は参加者に「死についていちばん関心があることは何ですか」とよく尋ねます。「死について考えますか、それとも痛みについて考えますか」と聞きます。「痛みのことですか」と聞くと、すぐに一〇〇人ほどの手があがります。実際に私たちの身体は、痛みを吸い寄せる磁石のようなものです。痛みは人間であることの一部であり、そこから逃れる手立てはありません。

ごく小さな痛みでさえ、ときには耐えがたく感じられます。ずきずきする歯痛に生活のすべてがのみ込まれてしまうことがあります。骨折すると、うずきや痛みに心がとらわれてしまいます。チクリとする注射の針にさえ、不安や恐怖でいっぱいになります。私たちの文化は、こぞって痛みを

敵と見なし、私たちは何か手を打つこと、何とかして痛みから逃れることを教わります――それはわからないわけではありません。私たちは、何かの依存症になって感覚を麻痺させたり、痛みを完全に遠ざけようとする病的な強迫観念に駆られたりして、痛みから逃れることに夢中になります。

しかし、痛みを永遠に取り除くことなどできません。人生のある時点で、それはおそらく死を迎えるときなのでしょうが、私たちは大きな痛みに見舞われるかもしれません――しかし、必死で痛みから逃れようとすることをひとたびやめてしまえば、痛みは実際、私たちにとって最良の教師になってくれます。私たちが知る必要のあるのは、痛みとどうかかわるかということです。痛みをどのように見て、どう取り組むのかということです。そして将来に備えて、いま経験している痛みを利用できるなら、それは本当に役に立ちます。

一五年ほど前、私は体調がとても悪く、ひどい体の痛みがありました。そのうえさらに、自分の身体が病気であるために心配で、落胆していました。私は、医師たちが必要だという手術を受けることをとても恐れていました。

幸運だったのは、近くの山にハイキングに行こうと元気づけてくれるいい友人たちがいたことです。ハイキングをするのは無理だと思うときもありましたが、自分を少し奮い立たせました。山は私の友だったからです。私は、自分の苦しみの物語に取り組めるようにしてくれたエネルギーを、山からもらいました。

さらにエネルギーを得るにつれ、私は自分と同じように、本当に多くの女性たちが病気であることに気がつきました。私は自分の心を彼女たちに開き、彼女たちのことを考えながら、修行を始めました。私の痛みは、ほかの人たちのための身代金へと変わっていきました。さらに心を開いていくと、もっと内面の空間が広がり、身体の痛みは、ただそこにあるだけにしておくことができるようになりました。とてもゆっくりとした歩みでしたが、私は勇気をもって、ケアされる必要のあることをケアし、必要とされる手術を予定に入れることができました。

　数年経って、今そのことを考えてみると、自分がいかに苦しみに囚われそうになっていたのかがわかります。まるで催眠にかかったかのように、おろおろと心配すること以外自分の状況については何もできないのだと思っていました――おそらく、それも正当化されるかもしれませんが、少し自分に囚われすぎていたのでしょう。禅では、このような堅さを「無《む》縄《じょう》自《じ》縛《ばく》」（訳注：縄もないのに縛り上げられる）と呼びます。もし、そのように麻痺したままになっていたなら、最終的に治ることはなかったでしょう。私は自分の病気に囚われ、閉所恐怖症になっていました。状況に対する態度を変えたことで、それが自分の癒しに役立ちました。問題のまわりに少しだけ息のつける場所が作れるようになると、積極的な活動を起こせるようになりました。そして、自分の病気を受け入れ、助けを求めることができるようになると、私と同じような立場にあるほかの女性たちの苦しみについて考え、サポートを提供することができるようになりました。

　私たちの人生には、痛みと苦しみが共にふくまれています。痛みは、身体の不快な感覚です。一方で、苦しみは、痛みのまわりにある物語です。ブッダは、「痛みの感覚に触れられると、平凡で教えを受けたことのない人は、嘆き、悲しみ、後悔し、胸をたたいて取り乱す。そのとき人は二つの痛みを感じる。肉体的な痛みと精神的な痛みである。まるで一本の矢に打たれ、その直後にもう一本の矢に打たれるかのようである。だから人は二本の矢の痛みを感じるのだ」と言いました。

私は、痛みの矢につづく苦しみの矢について、まことに人間らしい勘違いをしていました。痛みの感覚である最初の矢も十分にひどいものです。しかし、二本目の矢――私たちが自分に向かって、痛みについて語る物語――こそじつに厄介なものなのです。

最初の矢は、必ずしも二本目の矢を伴うわけではないことを理解すると、解放が訪れます。ヴィクトール・フランクルは、私たちからすべてを奪うことができても、「人間の最後の自由――どんな状況であろうと、自分の態度を選択する自由、自分自身の道を選択する自由(1)」だけは奪えないと書いています。あなたは、痛みの感覚と、痛みを取り囲みそれを増幅させる物語とを区別することができますか。今度痛みを感じたときに自分に言ってみてください。「私には痛みがあるが、苦しんではいない」と。痛みのまわりに物語を作りあげることによって痛みを増幅しないようにしようと思い起こすことが、役に立つかどうかを確かめてみてください。

じつは、痛みが痛み以外の要素によってつくられていることは、科学でも言われていることです。私たちは、持続、強烈さ、律動といった感覚を感じとり、残りのことは脳がおこないます。脳は、そうした感覚を痛みとして解釈し、その痛みに伴う物語を作りあげます。痛みには、本来、良いとか悪いということが備わっているわけではありません。私たちが痛みについて語る物語が苦しみを作りだすのです。取り乱した脳は別のように言うかもしれませんが、痛みは刻々と変化し、永遠に続くことはありません。ひどい痛みであっても、ずっと続くわけではありません。さらに大切なのは、痛みは私たちの本当の姿ではないということです。

静止を基本にした瞑想をしたことがある人なら、痛みに取り組むことがスピリチュアルな発達を強める道になることをご存知でしょう。身体を何時間もじっとさせておくと、それが本当に不快であるため、どうしても動きたくなります。その不快感は、耳がくすぐったいというような、身体のごく小さな刺激かもしれません。あるいは、膝が燃えるように痛いということかもしれません。背中が燃えているようだとか、胃が落ち着かず吐きたいと思うことかもしれません。痛みや病気の感触のある場所やその大きさがどうであれ、その不快感があるために、あなたは動きだしたくなり、そこから逃げだし、それと距離を置き、できるだけ早くその解消法を見つけたくなります。それだからこそ非常に多くの瞑想修行のなかで、痛みに見舞われたとき、それをいかに扱うかという指導がなされます（そのような理由で、この本のなかで取りあげているトンレンやマインドフルネスのような数多くの実践は、痛みの取り組み方について教えてくれます）。痛みは、人間であることというこのドラマの一部です。痛みにどう向き合うかは、私たちの生と死にとって本質的に重要なことなのです。

もし痛みが、痛み以外の要素によって作られた感覚であることを探究していくなら、痛みの最中にあっても、それほど心配しないでいられるかもしれません。もしかすると、痛みがいつもさまざまに移り変わることに気づいて、無常ということを発見することになるかもしれません。おそらく痛みをつうじて私たちのなかに慈悲心が育まれてきたのでしょう。大勢の人が自分と同じように痛みをもっていることがわかるからです。私たちは痛みを贈り物として見ることすらあるかもしれません。痛みは私たちに忍耐を教えてくれ、耐え抜く強さを与えてくれ、よりマインドフルにさせてくれ、人生には限りがあり、人生とのつながりははかないということを思い出させてくれます。そうでなければ、痛みの鋭い切っ先に傷つけられ、正気を失い、その犠牲者になってしまいます。痛みにどう反応するのかということによって、私たちは自分を裁くことはできません。私たちのうちでいちばん勇敢に見える人が、じつはひそかに恐怖を飲み込んでいるかもしれません。痛みに人一倍敏感な人たちは、長く耐えることができないかもしれません。

痛みの物語を手放し、痛みを十分に体験する勇気をもち、苦しみという二本目の矢が放たれないようにすることができるでしょうか。チベット人の教師トゥルク・ソンドゥプは、すばらしいイメージを使って、固く握りしめた痛みと苦しみを手放すとはどのようなことなのかを説明しています。彼は、その状態から自由になるとは、スカイダイバーになって地面に向かって落ちながら、空でダンスを踊っているようなものだと言います。トゥルク・ソンドゥプは、そのコツはリラックスして手放すことだと言います。

あなたはたぶん不可解に思うことでしょう。よろしい、では、どうすればいいというのでしょう。率直に言うと、起こるべきことは、自分の固定観念——それが痛みと同じほど恐ろしい何かに関してであっても——をあきらめるだけの勇気を、なんとかして見つけるということです。恐ろしいことのように聞こえるでしょうが、尻込みすることをやめ、その代りに、痛みの懐のなかへと穏やかに入っていく必要があるのです。私たちは痛みに圧倒されるのではないかと心配します。痛みに食い尽されるかもしれないと心配します。しかし痛みが本当にひどいときには、それを何とかしようと必死になります。その必死さのなかから、私たちが痛みと向き合うために必要な勇気が生まれてきます。

真夜中に、幻影肢（訳注：以前失ったのにあるように感じる手足）や失った子宮の痛みを感じて、あなたの安眠が奪われるかもしれません。あるいは、腫瘍がお腹の神経を圧迫して、火に焼かれるように感じるかもしれません。このとき、あなたのいちばん勇敢な心が前に進み出て、「だいじょうぶ、これもすすんで体験してみよう」と言えば、痛みをあなたの教師にすることができます。

しかし、自分が痛みに襲われるとき、あなたはいつもどうしているのでしょうか。怖がりますか。不健康なやり方で痛みから逃れようとしますか。大げさに騒ぎますか。痛みに面と向かうと、心配になりますか。過去に囚われ、ずいぶん昔に味わった痛みをすべて思い出したり、痛みでいっぱいの未来を想像したりしますか。あるいは、その痛みを受け入れて、友人にしますか。痛みを、自分の回復力や強さを向上させる道として利用していますか。痛みに見舞われているとき、それを、同じように痛みを感じている他者に自分の気持ちを開く機会としますか。平静さをもって痛みを生きることができますか。痛みを、無常の教えや、強さと慈悲の基盤とすることができますか。

私たちを痛みから遠ざけておくことは、ときには巧みな対応となります。その痛みは、巻き込まれる価値のないものかもしれません。それなら、ただ手放すか無視するべきです。注意を向けすぎると、痛みは強くなり不必要な問題を生みだすかもしれません。あるいは、痛みに対処するだけの精神力やエネルギーが足りないときもあります――私たちはあまりに敏感になり、疲れ果てて怖がりすぎているのです。たいてい、そのようなときには、自分の注意を何か他のこと、たとえば何か癒されることや、かかわっていることや、楽しいことに向けるとよいでしょう。痛みに圧倒されるほどになれば、痛みから気をそらすことは、痛みに注意を向けるのと同じくらい巧みな対応になります。

より力強く感じられ、きちんとしたサポートを受けられ、精神的に調子がよく意欲と回復力があるときには、直接痛みを扱い、痛みを十分に体験するだけの強さがあるかもしれません。このようなときには、自分を癒し、謙虚になり、自分のなかに慈悲の気持ちを培うことができます。痛みにとどまっていると、痛みについて知り、痛みが変化していくのを観察し、そしてさらに、痛みの体験を増幅させる感情が引いていくため、痛みのネガティブな体験は減っていくかもしれません。

それでも修行や心理学的手法だけでは痛みを変容させることができないこともあります。それは仕方のないことです。そういうときには、現実的になる必要があります。そして、痛みが私たちの修行や人生にとって障害になることがあるという事実に敏感でなければなりません。

投薬とともに、スピリチュアルな方法や心理学的な方法がしだいに疼痛管理に使われるようになり、薬の効果を高め、死にゆく人がリラックスするのを助けるようになりました。今では意識を損なうことなく、痛みを効果的にコントロールできる良い薬がたくさんあります。私がこのことにふれるのには理由があり、スピリチュアルな背景をもつ、ある人たちに出会ったからです。その人たちは、痛みが浄化のプロセスであると信じており、死にゆく人の心が薬によって曇らされることや、薬に依存してしまうことを心配して、親族に痛みの薬を使うことを差し控えていました。私のアプローチはかなり実際的なものであり、現代医療の恩恵を心理学やスピリチュアリティの巧みな戦略と組み合わせて使うことを支持しています。

このことについて思いをめぐらしながら、あるとき、ダライ・ラマ法王に尋ねました。「スピリチュアルな手段や心理学的手段によっては痛みをどうすることもできないとき、いったいどうすればいいのでしょうか」と。法王は「現代の薬学であれ、瞑想や理解であれ、痛みと苦しみをやわらげる助けとなることを、いつも最大限おこなうべきである」という点を強調しました。「これは、ただ慈悲深くなるということです」と法王は述べました。私は、骨盤のがんで死んでいった親友が最期に痛みを緩和するために鎮痛剤を処方することを求めたことを思うと、この法王の言葉に同意せざるをえません。彼女の痛みは、私がかつて遭遇したことがないほどのものでした。その強烈さには何ものも触れることができませんでした。その痛みに、彼女は、その品位と激しい怒りの両方で耐えていました。そして最後には、痛みは彼女を極限まで追いつめ、それを越えていきました。命が尽きようとするとき、彼女は、ケアをしていた人たちに、薬で痛みから逃れられるようにしてほしいと訴えました。少しの間がありましたが、まわりにいた人は、みんな彼女を想ってセデーション（訳注：鎮静）に同意しました。

私は法王に「激しい痛みをやわらげるために強い薬を使用すると、心は危険に晒されるとお考えでしょうか」と伺いました。法王は、「たとえ薬で心が曇らされたとしても、心の土台そのものは影響を受けることはありません」と断固とした口調で言われました。心の土台とは、条件づけや化学物質に触れられることなく、死の瞬間に解放されるものです。もし故人が生きているときにしっかりとした修行をしていたなら、どんな薬が使用されたとしても、死の瞬間に心の本質と一体になる道は、はっきりしているのです。

骨盤がんの友人の場合のように、痛みを抱えた人の傍らにいることは、かなりたいへんなときもあります。私たちケア提供者は、セデーションを受けるという彼女の望みを支援した自分たちの動機を、じっくりと観察しなければなりません。自分が苦痛に耐えきれないために、その決断を後押ししたのでしょうか。それとも、友人を激しい苦悩から解放するために必要なことだから、それを尊重したのでしょうか。鎮静という道以外に取るべき方法はなかったのでしょうか。友人がセデーションを受けた後でも、私たちは彼女に対して無条件に存在しつづけられるでしょうか。彼女の決断を支持するべきなのでしょうか。

このような状況になると、私たちは何かをしたくなります。絶望や悲しみに打ちひしがれ、怒りや混乱を感じます。そして本当にできることは何なのだろうか、と問います。私たちの多くが忘れている宝物は、みずからの存在《プレゼンス》です。そこにある痛みに対し、ただ存在する以外に何もなすすべがないということはよくあります――あるいは、あの骨盤がんの友人の場合のように、鎮痛剤を与えてもらうという決断をサポートし、死へと向かう目に見えない流れに乗った彼女の傍らにいるしかないときもあります。

しっかりとした背中とやわらかい正面を思い出しながら、私たちは平静さと慈悲を差し出すことができます――私たちが苦しみに向き合うことができるなら、苦しんでいる人が、今ここにいられるように助けることもできます。特別な結果を手に入れたいという希望や期待を手放すことも大切です。さらに、いわゆる良い結果に執着することが、実際には苦しみをさらに生みだす原因になることも、私は学んできました。

死を前にした人を訪れるとき、私は、その人の痛みや苦しみをやわらげるために、自分ができることなら何でもしたいと思います。私が役に立てる何かが見つかることもあります。たとえば、やさしい言葉をかけること、瞑想をすること、身体に触れること、正しい医療的処置をサポートすること、ただ見守ること、ただ存在することなどです。しかし、役に立つことは何もないかもしれません。肉体的、精神的なみじめさがあまりにも大きく、どのような選択肢も寄せつけないのです。私は、その体験の真実を尊重し、受け入れ、それに貫かれ、自分自身の反応に向き合わなくてはなりません。そしてさらに、苦しみや痛みは一時的なものであるということを思い出す必要もあります。十分に深く見ていくなら、みじめさの下には、苦しんでいる人がみじめさから解放されている条件づけされていない領域があります。そのように深く見ていくとき、私は、心と頭の包括的で忍耐強い性質をモデルとして示します。それは、私がこの苦しんでいる人のなかに育まれていくことを願っているものです。苦しみから逃げることは、それとは反対のメッセージを発します。悲しいことですが、それはあまりにもしばしば起こっていることなのです。恐怖に覆われ、慈悲は衰えてしまいます。

この二本の矢の見方は、死にゆくプロセスと共にあることの、もうひとつのパラドックスをはらんでいます。私は、苦しみと苦しみからの自由という両方のことに対して、開かれていようとします。もし苦しみだけを見るなら、存在の相対的な性質に囚われてしまいます。私たちは苦しむしかないことになります。反対に、純粋で広大な心だけを見るなら、人間の経験を否定することになります。

痛みを敵ではなく、自分の盟友とする新しい見方を発見したとしたらどうでしょうか。「自分の痛みと友だちになりなさい」と教師たちは言います。痛みに手を差し伸べます。痛みが必要としているものを見てみます。あなたには、それをどうすればいいのかわからないかもしれませんが、痛みにはわかっているかもしれません。痛みのための場所をあけてください。痛みにイライラしないように。痛みによく耳を傾けて、拒否しないようにしてください。痛みはあなたに何を教えたいのか、見てみます。もしできるなら、痛みをあらゆる物語から切り離す練習をしてみます。そうすれば、一本目の痛みの矢のあとに、必ずしも二本目の苦しみの矢に追い打ちをかけられることはありません。

## 瞑想
## 痛みに出会う

### パート1　痛みに注意を向ける

思いや物語をつけ加えることなく痛みに気づいていると、痛みはその姿を変えていき、痛みがなくなることすらあることがわかります。心に取り組むことによって、痛みが医療を施さなければならないほど強いものになることを防ぐ方法を発見する人はたくさんいます。ある友人は、自分の痛みを絵に描きました。また、音楽にした人もいます。文章にした人もいます。しかし、痛みがある限界に達したときには、薬が私たちに生気を呼び戻し、深くやすらかな死をサポートしてくれるものになります。霊的および心理的なサポートと共に、すぐれた医学的な疼痛管理を施すことによって、心の障害物が少なくなり、能動的に死を体験することができるようになります。

つぎにあげるいくつかの実践は、鋭い痛みを変容させるために使われてきたものです。まず、自分がなぜ修行をするのか、その理由を思い出してください。それは、他者と自分自身を助けるためです。その可能性に自分の心を開きます。それから呼吸にやさしく注意を向けます。呼吸を落ち着け、規則正しくおこないます。これには必要なだけ時間をかけます。

では、身体のなかに深く息を入れます。身体が落ち着いてきたら、ゆっくりと気づきを呼吸にとけ込ませます。息を吸い込むとき、息があなたを育むようにします。息を吐くとき、ため息をつくように、やわらかく「あー」という声を出してみます。少なくとも一〇回、この呼吸をつづけます。準備ができたと感じたら、痛みに注意を向けます。痛みに対して、自分をやわらかくしてください。判断をしたり、恐れたりすることなく、痛みを受け入れようとしてみます。痛みに気づき、呼吸とともに痛みのなかに入っていきます。息を吐くときには、痛みをそのまますべて受け入れる気持ちをもちます。さあ、痛みに呼吸をとけ込ませていきましょう。呼吸とともに痛みのなかに入っていき、そこから出てきます。息を吐きながら、あなたが何を経験していようと、そのなかに入っていきます。これを少なくとも一〇回つづけます。

心で痛みの感覚を探ってみます。鋭い痛みでしょうか、鈍い痛みでしょうか、ズキズキするような痛みでしょうか、突き刺すような痛みでしょうか。一点に集まった痛みでしょうか、それとも、元から広がっていく痛みでしょうか。痛みの感覚、強さ、質を探ってみます。できれば、判断したり恐れたりすることなく、その探究に好奇心を感じてみてください。自分の痛みをじっくり探るための時間をとります。

最後に、やさしく全身に気づきを向けてみます。身体の感覚と共に、やすらいでいます。では、周囲のものに気づきを向けてみます。何を経験していようと、それを受け入れます。この実践を終える用意ができたら、どんなことでも、そこで起こった良いことを、ほかの人に回向します。

痛みに気づく練習の一助となる役に立つ言葉を、以下に、いくつかあげておきます。

・自分の痛みに心を開くための、内なる力を見つけられますように。
・痛みにやさしく向き合えますように。
・平静さをもって、痛みを観察することができますように。
・この痛みが永遠のものではないとわかりますように。
・痛みのまわりにある自分の期待を手放すことができますように。
・私が、この痛みではなく、この身体ではなく、この病気でもない、ということを知ることができますように。
・痛みがあるために自分が悪いとか、まちがっているというのではないと知り、痛みを受け入れられますように。
・自分の心が痛みによって制限されるものではないと知り、痛みを受け入れられますように。

### パート２　痛みと要素

自分の全身に気づき、身体を落ち着かせます。どのような経験でも受け入れます。息を吸い、吐くときに自分の身体と共にいます。そして自分の身体が、土、水、火、空気、そして空間によってできていることを考えてみます。

#### 土の要素について観想する

大地の堅さや強さを感じてみます。それから、あなたの身体の堅さと、あなたの身体のなかにある土の元素を感じてみます。骨や組織を感じてみます。あなたの身体はあなたの家です。身体に歓迎されていることを感じてみます。心が身体のなかでくつろげるようにします。

#### 水の要素について観想する

水の流動性と、どんなものも受け入れて浄化する力を感じてみます。あなたの身体の水の元素を感じます。血液、尿、粘液、生殖液、リンパ液を感じてみます。あなたの身体のなかの流れを感じてみます。あなたの身体に備わっている浄化する力を感じてみます。心を落ち着け、静かなプールのように清らかにさせます。

#### 火の要素について観想する

暖かさと光を与えてくれ、成熟と癒しをもたらす火のエネルギーを感じてみます。火の変容させる力を感じてみます。あなたの身体のなかにある火の元素を感じてみます。自分の身体の暖かさと、消化する能力にふれてみます。火の元素によって、心がみずからの輝きを放つようにします。

### 空気の要素について観想する

あなたの呼吸のなかにある風の力を感じてみます。あなたの身体のなかの空気の要素を感じます。身体のなかにある風の軽さと強さに気づいてみます。風の要素によって、あなたの心に明晰さが生まれるようにします。

### 空間の要素について観想する

空間の広大さを感じてみます。自分自身の本性の開かれた広がりを経験してみます。自分のなかで、果てしない空間を経験してみます。空間の要素によって、自分のなかに平安のための場所が作られるようにします。

では、痛みに注意を向けてみます。土の要素は、痛みに耐える力を与えてくれます。水の要素は、痛みを吸収してくれます。火の要素は、痛みを変容させてくれます。空気の要素は、痛みを解放してくれます。空間の要素は、あなたの痛みに場所を与えてくれます。

（1） Victor E. Frankl, *Man's Search for Meaning*, trans. Ilse Lasch （Boston: Beacon Press, 1959), 9.

# 第9章

# 怖がらなくてもよいということ──毒を薬に変える

私たちは、最初の痛みの矢につづいて、どうして二番目の苦しみの矢を放ってしまうのでしょうか。苦しみと痛みが異なるものであり、苦しみは痛みについての物語であるということをこれまで見てきました。しかし、苦しみが生まれつづけるのであれば──たしかに、そうであるように見えますが──みじめさと悲しみの物語の原動力となっているものは、何なのでしょうか。

チベットの輪廻図は、色鮮やかな民俗的なイメージによって、私たちがどのようにしてさまざまな心の罠に捕われるのかを描き出しています。閻魔大王の気味悪い爪につかまれて、輪は回りつづけます。輪の中心には、車軸を回す三匹の動物がいます。貪欲をあらわす鶏、怒りをあらわすヘビ、無知をあらわす豚です。仏教では、貪《とん》(貪欲)、瞋《じん》(憎しみ)、痴《ち》(迷妄)は、三毒と呼ばれています。ブッダは、これら三つの自分に囚われた状態が、まさに苦しみを大きくするものだと教えています。

みずからが直接体験したことから、ブッダは、飢えて憎しみにみち混乱した心は、他の存在とほとんど関係しないか、まったくつながりの感覚をもたないことを見てとりました。この種の心は、それ自身のためにあらわれ、それ自身に巻き込まれ、自己愛や嗜好性や自分を基準にして考えてしまう自己参照の罠に囚われています。そしてまた、ブッダが気づいたのは、私たちが自分自身のアイデンティティを強固に信じることによって、自分のまわりの存在やものごとを変えようとしたり、それに手を加えようとしたりするようになり、所有の態度を作りだし、所有物の世界を作り、分離や特別な感じに支配された心を作りだすということです。こうしたことのために、死にゆくことが困難になり、ケアすることが疲弊するものになり、悲しみが長引くことになるのです。苦しみが激情、攻撃性、無知といった三毒に根をもつのなら、苦しみの主な根は恐れの経験でしょう。その恐れは、固定され分離したアイデンティティの感覚を保たなければならないということにもとづいています。

それなら、こう問うてみましょう。苦しみを終わらせることは本当にできるのでしょうか。私たちがもっている毒を、寛容さ、明晰さ、恐れのなさといった薬に変えるのに役立つ道や方法はあるのでしょうか。死がそこにあるときにも、私たちは、慈悲の気持ちを育み、限りない広がりや自由の心地よさを味わうことができるでしょうか。以前、チベット人の教師が、苦しみには役に立つ特質もあると話すのを聞いたことがあります。つまり、苦しみは、自由を希求する気持ちを養うことができるのです。それにつづけて、その教師は「他者の苦しみを前にしたとき、私たちの慈悲心に火がつく」と話しました。

みずからの苦しみとともにいることによって、ブッダは苦しみを変容させる方法を学び、最終的には、現実であるもの真実であるものに目覚めました。ブッダは、自分自身のみじめさや、ほかの人たちのみじめさを避けませんでした。ブッダは、そのみじめさの窮地のなかにあっても、慈悲という贈り物もふくめて多くの贈り物が発見されるかもしれないということを見抜きました。苦しみは、ブッダを、その霊的生活の核心へと近づけました。苦しみがブッダを自由へと導いたのです。

古いジョークに「宗教は、地獄を恐れている人たちのためにあり、スピリチュアリティは、地獄をくぐってきた人たちのためにある」というものがあります。ブッダは地獄をくぐり抜けました。私たちの多くは、ある種の地下世界をくぐり抜けてきています。そして不思議なことに、こうした困難をくぐり抜けてきたおかげで、私たちは大抵ましになっているものです。複雑性の理論も、これが真実であることを示しています——すなわち、生命体は、そのシステムが機能停止をすると、さらに強靭になり、みずからを修復するにはどうすればいいかを学習します。課題に直面したおかげで、あなたも、私も、より強くなっているのです。しかし、それには、失敗しても必死でやりぬく勇気や、「知らないということ」に入っていく勇気や、良い結果を得ようとする執着心を手放す勇気が必要とされます。私たちがケアを提供する側にあるときには、これはとくに難しい課題となります。私たちは援助するために、そこにいます。そうであるなら、援助をすることと得られるものを手放すことを両方とも果たすには、どうすればいいのでしょうか。

ブッダはただ苦しみと死を直視し、これら二つを導きとして、より意義深く慈悲深い人生へ至った人物であることを思い起こすことは重要だと思います。ほかにも同じことをおこなった人たちはいます。ブッダは、たいへん勇気がある人間だったように思います。私たちも勇敢になることができます。ブッダがくぐり抜けてきたことは、あなたや私がそれぞれの人生のなかで体験してきたことからそれほどかけ離れているわけではありません。

もしもブッダが神や神聖な存在だったり、生まれつき知識が豊富な人だったり、完全に祝福された人だったのなら、おそらく家庭を捨てたり、困難な霊的探求に乗り出したりはしなかったことでしょう。ほかの多くの人たちと同じように、ブッダは意味と覚醒を探し求め、その旅のなかでさらにいっそう苦しみました。鋭い剣に使われる鋼と同じように、ブッダは、火のなかに坐して諸元素のエネルギーとの出会いをとおして強くなっていきました。

みずからの苦しみと他者の苦しみに気づき、ブッダは、この人生には苦しみがあるという真実に触れることが絶対に必要だと悟りました。そして、苦しみを通り抜けていく道があり、人は苦しみから自由になることができるということも理解しました。ブッダはこれを、困難から逃げ出すのではなく、困難に直面するという点から見つめました。成熟は、私たちの多くにとって簡単なプロセスではありませんし、ブッダにとってさえも簡単なものではなかったように思います。

たしかに、苦しみは諸刃の剣です。私たちを解放することもあり、私たちを追いやり身を隠させることもあります。私たちが死に瀕していようが、世話をしていようが、嘆き悲しんでいようが、苦しみから逃れようとしてもがいたり、何かに依存したりすれば――それが過剰に活動することであれ、薬物、食べもの、セックス、買い物、あるいは睡眠であったとしても――私たちはただ、さらに深い混乱へと駆り立てられ、本当に起こっていることを見ることがいっそう難しくなるだけです。だからこそ、私たちは定期的に、自分が本当は何者なのかを思い出すために、自分の慌ただしい人生から抜けだす必要があるのです。ケアを提供する仕事をし、死にゆくことと共にあるときには、頭と心を吟味するために立ち止まることが不可欠です。

あらゆる二元性から自由であり、何ものも除外することのない基本的な心の状態が存在します。このような心を経験すると、私たちの真の本性の存在に気がつきます。それは、仏性、キリスト性、あらゆる悲しみを超えている偉大な心のことです。仏教では、私たちの心のこの基本的な性質は、純粋で明るいものであると教えています。私たちが死ぬとき、これが死のクリアーライトのなかで最初に解放されるものです。

多くの英知の伝統では、死は、心があらゆる囚われ、あらゆる悲しみ、あらゆる分離から完全に解放される究極の瞬間だと見なされています。本当に深く見るなら、苦しむことと苦しみからの解放は、互いのなかに埋め込まれていることがわかるかもしれません。死の暗闇だと思われているもののなかに自由の光が宿っています。私たちがそれを見抜くことができればの話ですが。私たちの修行や人生のなかでもまた、自由の光を見ることができます。

死にゆく人、手に負えない痛みのなかにいる人の傍らに坐っているところを想像してみてください。あるいは、あなたがその人かもしれません。その人は強烈な不快感に苦しみ、死に瀕しています。このような状況のなかで生じるかもしれない感情に、あなたが本当に自分を開いているところを想像してください。では、その痛みをとおして存在の深い基盤を見つめます。あらゆるカテゴリー、二元性、渇望、幻想、嫌悪がまったく存在したことのない不動の心を見るのです。すべての痛みから自由になって、自分や相手の本性を見てください——そして、それと同時に、苦しみの真実と共にいるようにします。

波と水が切り離せないのを見るのと同じように、二つのものを同時に一つのものとして見ることはできるでしょうか。たとえ、その真相を今すぐに感じることができなくても、そういうものなのだと信じることができます。私たちが不幸にがんじがらめになっているときには、そう信じることは、しばしば難しいことです。教えられたり読んだりしたことや、自分のもっとも深い洞察から理解したことを思い出すことが助けになります。今この瞬間にそれを経験することができないときには、この真実を思い出すことによってそれを命綱にして、みずからを開かれた心へと密接に結びつけることができます。

非二元的な見方ができるようになるもう一つの方法は、自分自身の人生について考えてみるということです。あなたは、互いにつながりあった広大な網目をとおしてのみ存在しています。あなたには先祖や両親がいます。それに、家族やコミュニティに始まり、あなたが食べる物や、呼吸する空気に至るまで、あらゆる関係性があります。あなたは、この現象界、過去、現在、未来においてさえも、文字どおりあらゆるものとの関係のなかにいます。

あなたは非二元性そのものです。なぜなら、この網は限りない果てしないものだからです。それは、あなたの全人生とあらゆる衆生や事物の生命を織りなしています。あなたの人生に起こることはすべて、相互につながり合っていることが現実であるがゆえに起こります。あなたも私も、本当に分離した固有な自己などもっていません。私たちが存在するのは、ただあらゆるものとのつながりを通じてだけなのです。同じように私たちは、生を死から切り離したり、苦しみを自由から切り離したりすることなどできません。

このことを、たとえ論理的に理解することができたとしても、この真実を現実のものにするためには、解放の体験を味わってみなくてはなりません。ブッダは、人にどうすればいいかを告げることによっては、苦しみを変容させることなどできないとわかっていました。ブッダ自身、長いあいだ樹の下に坐り、真実がわかるまでその場所を離れまいと誓いました。ブッダは固く決心して取り組みました。

悟りは直接経験をとおしてやってきます。私たちの多くは、まだ本当の自由を味わったことがないため、苦しみから自由になることが可能であると信じることは重要です。このような信仰心は、観念ではなくひとつの経験です。それは、無限の神秘を感じる奥深いところから生じる、一種の輝かしい願いです。信仰心があれば、私たちは立ち止まって深く見ることができます。

私は、レオ・トルストイの短編小説『イワン・イリッチの死』(1)をはじめて読んだときのことを思い出します。私はトルストイの言葉を信じました。そして、それを信じたことで、私は、立ち止まり自分自身の経験と心のなかをもっと深く見るようにと迫られました。その短編小説の結末は、死の瞬間に訪れた予期せぬ解放を描いています。トルストイが描くあわれな主人公イワンは、抑うつと否認の状態のなかでゆっくりと死に向かって進んでいきます。イワンの家族は、不幸でよそよそしく、イワン自身はどうすればいいのか見当もつきません。死の間際、イワンは周囲の人たちにとってまったくみじめな姿に見えていました。しかし、イワンは実際には次から次へとさまざまなことを認識していきました。

まず彼は、痛みの体験から抜け出します。痛みが抜け落ちて、彼は、痛みはないのだと認識するのです。それから彼は、死の扉を通り抜けたとき、死は存在しないのだと認識しました。読者を驚かせるのは、不死なる死の瞬間に、彼が明るい光とひとつになることです。「なんという喜びだろう！」と、彼は心のなかで叫びます。ちょうどそのとき、彼のベッドサイドにいた誰かが「いよいよお終いだ」と言います。

死にゆく人や、痛みや苦しみに強く捕らわれている人の傍らに坐っているとき、その人が痛みや苦しみから解放され、もっと長く生きて、良い死を迎えられるようにと願うことがあるかもしれません。あるいは、その人がこれから耐え忍ばなければならない痛みや苦しみのことを思って、恐ろしくなるかもしれません。そのようなとき、私は立ち止まり、自分の願いを手放すための時間と空間をつくって、もう一度よく考えるようにします。その人にとって最善のことを願い、その人のために自分の最善を尽くします。そして死は避けることができないということを思い起こし、イワン・イリッチが表明したように、おそらくこの患者にとっても痛みは存在せず死は存在しないということを思い起こします。実際のところ私にはわかりません。だからこそ、二つの真実をたずさえて坐ります。苦しみという真実と、苦しみから自由になるという真実です。そして、そこで起こり「たがっている」ことに対して開かれていようとします。

この瞬間の命の貴さについて考えていると、自分の優先事項が変わっていくのがわかります。この特別な状況で、何をおこない、何をおこなわないのが本当に大切なのかを考えます。私は、自分のものであれ、他者のものであれ、苦しみを拒絶することはありません。というのも、慈悲心をはじめ直接そこにいるという感覚に至るまで、苦しみは多くのことを私にもたらしてくれるからです。また、根本に善があると信じることは、みじめさの大海のなかを運んでいってくれる筏となります。この信仰心が私を「知らないということ」の広大無辺な浜辺へ何度も連れ戻してくれます。

かつて、がんで余命が長くない友人のそばに何時間も坐っていたことがあります。彼女はもう何年も患っていて、がんは彼女の腹部を食い尽していました。これは私にとって大きな経験でした。彼女の身体から出る匂いがあまりにも強烈で、彼女の部屋に入りづらくなることも、たびたびあったからです。

この女性は見舞い客に、「お元気かしら。何か必要なものはあるかしら」といつも尋ね、誰に対しても親切な人でした。とりわけ命の尽きる日が近づいたとき、命をつなぐ糸は非常にか細くなり、一呼吸ごとにうすれていきました。彼女の解体されていく肉体、乱れた呼吸、ブロンズがかった黄色い肌の傍らで、その部屋のなかに坐っていると、私には全世界がそこにあるかのように感じられました。すべてがそこにありました。何も除外されるものはありませんでした。彼女のがんばりがありましたし、彼女の怒りや苦悩もありましたし、たくさんの女性たちの苦しみがありました。また女性たちの勇気や慈悲もありました。恐怖もありましたが、恐れない心もありました。

苦しみは、より大きな見方やより大きな回復力を生みだすことがあります。奇妙なことですが、私たちが心を開いて苦しみに向き合い、それと親しくなれば、苦しみはやさしさと慈悲の母となってくれます。苦しみは私たちを絞り尽くしますが、私たちの人生の織物はより開かれたものになります。このように開かれていくことによって、私たちはしばしば、より大きく、よりやさしく、より穏やかに、苦しみと共にいることができるようになります。苦しみはまた、慈悲に火をつける点火剤でもあります。こうしたことはすべて、地質学的時間のようにゆっくりと展開するかもしれません。しかし、稲妻の閃光のように展開するかもしれません。しかし、慈悲、やさしさ、利他的な喜び、平静さは、すでに私たちのなかにあります。それらは時がくれば、状況によって目覚めさせられます。

プラトンの『パイドン』のなかで、ソクラテスは「真の哲学者は、死と死ぬことを、その仕事とする」と述べています。私には、このギリシアの哲人が言おうとしているのは、私たちは一息ごとに死にゆく実践をし、あらゆる瞬間に死にゆくことを学ぶべきだということだと思われます。また、私たちがはじめて未知のものに直面して心臓が押しつぶされるように感じる瞬間こそ、私たちの地平が苦しみの境界を越えて広がり始めるときだと思います。悲しみと同時に、閉ざされていた目を開くことができ、死の間際にあっても光輝くことができるのです。

私の父は亡くなる前日まで、さりげないユーモアを込めて、真実を私たちに話してくれました。ある朝、私が父の枕元に坐っていると、「そうだ、わが子よ、どうも私はもうすぐ死ぬみたいだ」と言いました。私は手を伸ばし、手を父のうえに置きました。そして静かに「そうね」と言いました。父の青い瞳をのぞき込むと、不安の波がさっとよぎるのが見えました。それから、父は「さあ、もうそろそろだ」と、語呂を合わせました。それぞれが言ったことに嘘がないことがわかって、私たちは互いに微笑みました。午前の残りの時間、私たちはずっと黙っていました。父の目は、やすらぎにみち、私の目は感謝にみちていました。

最終的に、父は死ぬことを恐れなくなりました。父は勇敢で現実的な人で、自然なスピリチュアリティに導かれている人でした。だんだんと年をとり、死に近づいていくにつれて、心の平安が日々を美しく彩りました。堅固《けんご》さについてどのような幻想にもしがみついてはいませんでした。自分の存在が無常であることを思い起こさせる多くのことに抵抗することもなく、特別な結果を望むことで自分を真実から遮断することもありませんでした。

亡くなる三日前、父は、子どもや孫たちと自分の人生をふり返りました。第二次世界大戦のひどい体験もふくんでいたため、そのふり返りは容易なものではありませんでした。打ち明けてしまった後で、父は解き放たれ、根拠をもたない状態のなかにやすらいでいくようでした。父は、みずからの苦しみに直面し、自分がすでに後にしてきたものを通り越し、私たちが死と呼ぶ最終地点へ導かれていく道に歩み出ました。

苦しみはいつも私たちをスピリチュアルな道へと押し出します。それはしばしば、事故、最悪の診断、災害、大きな喪失という形をとって、私たちをこじ開けます。そして私たちは苦しみの真実を探究しはじめ、一つひとつの毒のなかに、智慧や、やさしさや、愛の甘露を見つけだします。しかし、私たちはまず、自分の苦しみを追い出すことができるという思い込みを放棄しなければなりません。その代わりに、苦しみと共にいることを学ぶのです。そうしているうちに、私たちは苦しみに興味を抱くようになります。これは、態度を根本から変えるということです。つまり、自分の苦しみを受け入れ、その原因をさぐることによって自分を助けようと決意するのです。私たちは、詩人のイェイツが「心という穢らわしい屑屋《くずや》の店先」(2)と呼んだところに横たわることを余儀なくされます。それは、私たちの多くが家路に向かう旅を始める場所になります——もろくひどく壊れてしまった屑物たちのあいだで。

つぎに紹介する「トンレン」という、与えることと受けとることの修行は、死にゆくプロセスや苦しみと共にあり、同時に、みずからの広大な本性に開かれていく能力を発達させてくれます。この類まれな修行がもつ親切心は、私たちの全存在を苦しみの圧倒的な存在感へと解き放ち、疎外感を慈悲心へと変容させる強さとやる気を育ててくれます。これは、私たちにおこなうことのできる、もっとも実り多く勇敢な修行のひとつです。この技法は、これまで数えきれないほど多くの死にゆく人、家族、ケアの専門家たちが、痛み、死、喪失にまつわる恐怖に注意を向ける助けとなり、また、慈悲と平静さを結びつける真の基盤となってきました。これは貴重な瞑想の宝石であり、慈愛と基本的な善性という自然なエネルギーを養う方法を提供してくれます。

私たちが基本的な善性にやすらいでいるときには、無知と混乱は、「知らないということ」のコインの裏側にほかならないことを発見するかもしれません。私たちが他人や自分を攻撃するのをやめると、その怒りの鋭さが、恐れることなくものごとをありのままに見ることができるようにしてくれます。そして、確証、心地よさ、慰め、安全という四つの落とし穴を追い求める欲望を手放します。するとそうした切望は、世界と真剣にかかわろうとする決意に変わります。これがまさに怖がらなくてもよい（訳注：施無畏）ということなのです。

## 瞑想
## トンレンをとおして与え、受け取ること

この修行を始めるにあたり、瞑想の姿勢で坐るか、椅子に楽に腰かけるか、横になります。どんなふうにしていても、リラックスして心を開いているようにします。やさしく目を閉じ、身体と心を落ち着かせます。準備として、つぎのような祈りを唱えてみることも役に立つでしょう。

利己心は無益であり、他者を愛することはとても有益であることを知り、すべての衆生たちを喜びへ導くことができますように。この修行の力をとおして、私のすべての徳と幸福を、他者へと回向することができますように。あらゆる世界のすべての衆生たちの苦しみと困難を私が受け取ることができますように。

恐れ、動揺、怒り、抵抗など、何であっても感じていることを吸い込むことから始めます。息を吐きながら、この瞬間、何であってもあなたに存在しているものを受け入れ、それがただあることのできるスペースを与えます。あなたが静かに目覚めてくるまで、この呼吸の修行をおこないます。

落ち着いたことを感じたら、修行の第二段階に入ります。ここでは呼吸のリズムを確立します。息を吸うとき、自分が、重く熱い空気を吸い込んでいると想像します。息を吐くときには、涼しく軽い空気を吐き出しているとイメージをします。重さを吸い込み、軽さを吐き出します——このパターンをくり返し、それになじむまでつづけます。重さは苦しみです。軽さは幸福です。そこからさらに進んで、あなたが体中の毛穴をとおして呼吸をしているところを想像します。息を吸うとき、重く熱い空気がすべての毛穴から入ってきます。息を吐くとき、涼しい光がすべての毛穴から流れ出ていきます。

では、あなたの心臓のまわりに金属の覆いがあるとイメージをしてみます。この金属の覆いは、あなたにとって受け入れがたい、あなたのすべてです。あなたの尊大さ、利己心、自己愛、自己憐憫といったものです。それは恐怖の束であり、あなたの心を堅くするものです。

トンレンは、この覆いを溶かし、あなたの心を開いて、その自然な、価値判断を伴わない、あたたかさ、やさしさ、広大さといった状態へと至ります。そのためには、苦しみを吸い込み、その覆いにふれたときに、金属が粉々に砕けるところをイメージします。心が開くと、熱く重たい空気は、広大な空間のなかで消えてなくなります。そこに立ち現れてくるのは、自然な慈愛です。心が鎧を外して、このような特質が生まれると、あなたは苦しみと共にいることができ、同時に、苦しみの下にあるものを見ることができます。

亡くなっていようが、生きていようが、あなたが深いつながりを感じている何かの存在に心を向けてみます。たとえば、親、子ども、ペット、祖母、親友、愛すべき先生など——苦しんでいる誰かを心に思い浮かべてみます。この人を助けるためなら、あなたは何でもするでしょう。その人と一緒にいて、その人が何を体験しているのかを感じてみます。あなたの全存在を、その人の苦しみに向け、それがやわらぐようにというあなたの願いに向けます。その人がどれほど傷つきやすいか見つめます。自分の子どもを助けるためならどんなことでもする母親のように、あなたは友人を助けるためならどんなことでもするでしょう。

愛する人の苦しみが、汚れた熱い煙となって立ち上っているところをイメージします。そして、その煙をあなたの全身で吸い込みます。苦しみを吸い込んだ息が、あなたの心のまわりの自己中心性という金属の覆いにふれた瞬間、その覆いは砕け散り、心が開きます。熱い煙は、即座に、あなたの心の広大な空間のなかで消え去り、その空間からは慈愛と癒しが吐く息となって立ち現れてきます。深く涼しい光と広々とした癒しの息を友人に送りましょう。吐く息が、全身の毛穴をとおして流れ出すようにします。

あなたの愛する人の苦しみをとおして、同じように苦しんでいる多くの他者のことを思い起こすようにします。この友人をとおして、あなたはその人たちとつながります。その苦しみを吸い込みます。心がこじ開けられるにまかせます。吐く息とともに、この人に癒しを届けてください。

この修行をあなたの生活に生かすために、自分が困難な状況に陥ったときのことを思い出してみます。あなたは、まだその困難なときのエネルギーを携えているかもしれません。あなたは傷つき、怒りを感じ、落ち込み、憤慨し、恐れてきたかもしれません。できるだけ鮮明にその感情を思い出し、それを、熱く、重く、汚れた煙として吸い込みます。非難の感覚や非難の対象は、どんなものでも手放します。物語に巻き込まれてしまわないようにしてください。むしろ、その生々しい感情を、直接苦しみの熱い煙として吸い込みます。体中の毛穴から、その感情を取り込みます。その苦しみがもっている熱や生々しさを完全に自分のものにします。

この修行は大変な勇気を必要とします。苦しみを吸い込むことに抵抗するかもしれません。そんなときには、その抵抗を吸い込んでもよいのです。疎外感、あわれさ、退屈、傲慢さ、混乱、悲嘆、執着など、この瞬間、あなたの苦しみがあらわれているものならどんなものでも、吸い込むことができます。そして、わき起こってくる広大さ、やさしさ、明け渡しの感覚を吐き出します。涼しい癒しの光が雨になり、こうした特質が自分にふり注ぎます。苦しみに空気を送り込むと、自我を脅かすことになります——自我という小さくて堅い自己は、怒りや非難や恥に習慣的に執着し、それらを堅固さや分離感という幻想を防衛する方法として用いるからです。あなたがおこなっていることを分析しないでください。それを解釈しようとしないでください。それを正当化しないでください。ただその修行をおこなうのです。あなたの苦しみの熱い煙を吸い込み、共感のための空間を吐き出します。自分のタールのような苦しみを吸い込み、完全に自分のものにしてください。それから、明晰さと明け渡し、やすらぎとやさしさを吐き出します。

では、死が近い誰かの傍らに坐っているところを想像してみます。その人を、できるだけはっきり見てください。あなたは静かに、穏やかに、その人のそばに坐って、その人の呼吸を見守ります。その人に痛みがあることがわかるでしょう。あなたはその人の痛みを感じるほどになります。

あなたの心のまわりにある恐怖の覆いをイメージしてみます。その固い膜は、自分を世界から守るために使われています。その人の痛みを熱く汚れた煙として全身の毛穴から吸い込みます。あなたの心が、その人の痛みに開かれるようにします。では、やさしさを吐き出しながら痛みを完全に解放し、あなたの人生で知っているすべての善を、その人に与えます。

では、この死に瀕している人が、あなた自身であると想像してみてください。あなたが病院のベッドに横たわっているのが見えます。身体は疲れ、重たい感じがします。あなたは恐ろしくてたまらないかもしれません。その恐れを熱い煙のように吸い込んでください。あなたの心のまわりの固さを溶かします。あなたの心が、その自然な偉大さに開かれていくのを感じます。そして、あなたの心にあるすべての善を世界へと回向しながら、息を完全に手放します。

あなたの死の瞬間を想像してみます。最後の息を手放しながら、心が完全にリラックスし、花のように開くにまかせます。人生で得たすばらしい功徳をあらゆるところにいる衆生に与えます。瞑想を終えて、心身を開放感と感謝のなかへ休ませます。

(1) Leo Tolstoy, *The Death of Ivan Ilyich and Other Stories* (New York: Penguin, 1960). トルストイ『イワン・イリッチの死』米川正夫訳、岩波文庫、一九七三年。

(2) William Butler Yeats, from "The Circus Animal's Desertion," in *The Collected Poems of W. B. Yeats* (Hertfordshire, U.K.: Wordsworth Editions, 2000), 297. 高松雄一編『対訳　イェイツ詩集』岩波文庫、二〇〇九年。

# 第10章

# 人生をケアし、世界をケアする——自分の限界を慈悲深く見つめる

死にゆく人と共にいるときには、四無量心を修行しているときと同じように、働きかけている相手の人だけでなく、私たち自身にも慈愛の気持ちを向けるように求められます。母親は自分の欲求が満たされてから子どもに最善のケアをすることができるように、慈悲深く自分自身の限界を認めることが重要です。それは、飛行機が危機に陥ったとき、まず自分に酸素マスクをつけてから周囲の人を助けるように指示されるのと同じことです。

自分自身の個人的生活をしっかりとさせておくことは、任意の道楽ではなく、この世界で他者の役に立つためには絶対に必要なことです。私たちは、ほかの何ものからも切り離されていません。私たちが苦しむと、他者も苦しみます。私たちの良好な状態は、他者にとっての良好な状態なので

す。だから、あなたの心とつながる時間をもってください。というのも、禅の教えにあるように「あなたの心を気づかえば、世界を気づかっている」からです。

自分の家から車まで歩いてゆく短い時間を除いて、ひと月のあいだ日の光を見ることがないようなら、また、先週からずっと流しに皿が残っていて、山のように洗濯物がたまっているようなら、立ち止まってください。休憩《きゅうけい》を取りましょう。散らかったものを片づけ、身の回りの混乱をきちんと整えてください。そして、ものごとのバランスを取り戻すにはどうすればよいかを、よく考えてください。とくに死にゆく人びとにかかわっているときには、自分の家が必要です。それは避難場所となり、休息をとり自分を回復することができる場所となり、英気を養うことのできる安全な聖域となります。個人的な欲求や家庭的な欲求を無視して手を抜いていると、いずれあなたの健全な精神や健康につけがまわってくることになりかねません。

文字どおりの家に加えて、拠り所とすべき貴重なもうひとつの場所は、観想的実践の内にあります。私たちが引きこもり、自分の周囲や内面で展開するすべてのドラマに対してしばらく扉を閉ざしておくことができる整然とした場として——この内なる家がなければ、私たちの生活は、気づかないうちに、私たちを駆り立てる条件づけに制限されてしまうことでしょう。スピリチュアルな実践は、集中した静かな場所を提供してくれます。そこでは静けさと自他に対するやさしさが育まれます。そして元気が回復するだけでなく洞察ももたらされます。

ここに、セルフケアをするときに役立ついくつかの原則をあげておきます。

・自分の限界を慈悲深い心で見つめること。
・健全なスケジュールを立てること。
・どんな実践や活動が自分をリフレッシュしてくれるのかを知り、そのための時間をとること。
・ほかのケア提供者たちを積極的に巻き込み、仲間にし、支えること。
・あなたの仕事を、注意深く、回復可能で、有益で、健康的な仕方でおこなうための計画を立てること。

以前、ホスピスで働く看護師と一緒に仕事をしたことがあります。彼女は、自分自身の世話をすることに難しさを抱えていました。話をしたあと、私は彼女に、自分の人生のなかでいちばん価値がないと感じる部分に慈しみの気持ちを向けてみるようにと提案しました。自分にあまり価値がないと感じていた彼女にとって、これは本当に難しいことでした。しかし最後には「私は自分の苦しみに、やさしく向かい合います」という言葉を使った実践をしてみることに同意してくれました。心がやせ衰えているときに、自分のことを気づかおうとしても、はじめは容易ではありません。しかし、しばらくして彼女は、「私が幸せでありますように」という言葉をつけ加えてもいいと感じられるようになりました。そうして、朝目覚めたとき、ホスピスの仕事に行くために運転をしているとき、ある患者の部屋から別の患者の部屋に歩いて向かっているとき、そして夜眠りにつくときに、こういった言葉を自分に語りかけながら、息を吸って吐きだす練習をしました。

徐々にですが、自分にやさしさをおくることに慣れてくるにつれ、彼女は実際に患者たちにかかわっているあいだも、これらの言葉を自分に向かって語りかけるようになりました。そして、ついに彼女は、自分の心と頭をふり向けて、その人たちに慈しみの気持ちをおくる準備ができたように感じました。しかし、それができるようになるずっと前から、意識して努力することなく、彼女のスピリットは自然に輝きを増していました。患者に対する彼女の愛と心遣いは、より純粋な場所から生じていました。それは十分に休息がとれて、自尊心にあふれている場所でした。誠実にセルフケアを実践したことが、直接的にケア提供者としての能力を増すこととつながっていったのです。

世界中の霊的伝統のなかで、害さないということの大切さが信じられてきました。しかし、害さないということが、他人に対してだけでなく自分自身にも同様に当てはまることを、私たちはよく忘れがちです。自分自身の欲求を無視すれば、自分を害することになります。また、自分を無視して他者を傷つけると、自分自身に対して害を及ぼすことになります。それぞれの人に与えられた、この貴重な人間の人生を本当に価値のあるものと見なすなら、直接的に奉仕するのと同じくらい間接的にも他者を手助けすることで、私たちは人生のケアをしていることでしょう。

私の知り合いの医師は、うつ状態の長い谷間にいることに気づいてはじめて、セルフケアを実践することに注意を向けました。体重がふえ始め、眠れなくなり、世界を絶望の目で見るようになったとき、彼はどうすればいいのかと考えました。彼は、乾いた灰色の埃まみれの心の片隅に捕らわれたような気分になり、もう他人をケアする資格はないと思い始めました。彼は何とか患者に耐えることができているだけで、患者を重荷と感じているということを正直に認めました。彼はあまりにも働きすぎていました。あまりにも多くの苦しみを見てきましたが、自分自身のことはほとんど気づかっておらず、共感疲労がどっと出ていました。感情が荒廃した場所にいながらも、彼はどういうわけか、自分の痛みが永遠に続くものではないことがわかっていました。悲しみと疲労がなぜそこにあるのか、その理由を賢明にも認識していたのです。それはゆっくりするようにという誘いであり、自分の生活にもっと注意を向けるようにという誘いでした。痛ましいまでの無気力と多忙なスケジュールにもかかわらず、カレンダーの上に書かれた予定をとり消して、彼はコロラド州の南部の山に二週間のハイキングに出かけることにしました。

日没を迎えたある夕刻、サンファン山脈が青色と赤色に彩られる黄昏のなかで、彼は突然泣き出しました。彼は自分の父親の死を悼んだことがありませんでした。それに、亡くなった多くの患者たちのために涙を流したことがありませんでした。その山々のなかで、悲嘆という貴重な道が開かれました。涙にぬれた顔で、悲しみの井戸に赴くために必要な時間を取ろうと彼は誓いました。究極的に、それが慈悲の心を取り戻すための唯一の方法でした。

あまりにも多くの専門的なケア提供者たちが、医療施設から無理を強いられて燃え尽き《バーンアウト》を経験しています。ケアの専門家たちが残業や夜勤をすれば、金銭的に報われることはよく知られています。しかし、このような過剰労働の結果、そこで働く人たちはひどく無感覚になり、施設側が求める労働の要求や期待が機能不全をもたらしていることにほとんど気づかなくなります。ストレス、極度の消耗、無感覚が悪循環を生みだし、そのなかで、ケアする側の人も患者も――そして結局は施設自体も――苦しむことになります。

クライエントに十分なことができていないと思い込み、それを過剰に埋め合わせようとして燃え尽きるケア提供者もいます。ホスピスの仕事で患者を亡くした経験がある人は、大きな罪悪感を抱き、他の患者には倍の努力をしようとします。このように恐れや罪悪感に駆られて奉仕しようとすると、それが自分を破壊する力になってしまいます。私は何年にもわたって、過剰労働の悪循環をどう断っていけばいいのかわからなかったり、二次トラウマによってバーンアウトしたりして離職した非常に多くのヘルスケアの専門家に会ってきました。彼らは、ただぼろぼろになっていました。私たちの多くは、自分の限界をはるかに越えてしまってはじめて、その限界を理解します。ケアの専門家たちは、自分がぼろぼろだと気づくまでに、すでに危険なまでに消耗し病んでいます。その時点では、ケアから完全に撤退することが唯一の解決策になってしまいます。

家族内のケア提供者も、専門家と同様に燃え尽きに苦しみます。自分の愛する人のケアにすでに耐えがたいほどの孤独を感じている介護者は、金銭的な余裕のなさや、不十分な地域の支援に加えて、専門家が感じるのと同じ恐れや罪悪感を抱くことでバランスを崩してしまい、抑うつや怒りや絶望に陥ったり、さらには死にゆく人に対する虐待や介護放棄に至ったりします。しかし、介護者が自分自身の限界を尊重する方法を見つけだせれば、慈悲心と感受性をもって限界を認めることによって、自分の優先事項にうまく均り合った、力強く愛情にみちた援助を提供することができるようになります。

エイズで死にゆく過程にあり、医療的援助とスピリチュアルな援助の両方を必要としていた男性のケアを、ミシェルが手伝っているのを見て、私はとても感心しました。ミシェルは毎日数時間、料理、掃除、入浴、薬の服用をふくめて、この男性が基本的に必要としているいくつかのことをおとなっていました。男性のパートナーもエイズでしたが、まだ発症していませんでした。

毎朝ミシェルがやって来ると、家には整然とした雰囲気が漂いました。彼女はいちばん単純な仕事を簡単に物静かに済ませました。実務的なことを処理するときは、二人と一緒に坐って、彼らが抱えている心配事に耳を傾けました。それから三人はただ静かに時間をすごしていました。たまに私も、その静かな時間に居合わせることがありました。家のなかは清潔で、平和でした。私たち四人はベッドの上に坐ったり、彼が休んでいるときは、彼の近くに坐りました。話をすることをふくめ、何かをしなければならないと誰も感じていませんでした。しばらくして、ミシェルが帰宅する時間になると、彼女は「さよなら」も言わずに、そっと部屋を出て行きました。

ある日、私はミシェルに、自分をどうケアしているのか聞いてみました。彼女は「まず何よりも、三時間以上その友人たちのところにいることはありません」と言いました。彼女は、健全なスケジュールを立てていました。そのなかでは、時間が来たら帰ることができるように、別の人が付き添うようにしてありました。また、毎日、瞑想と運動を実践し、たっぷり眠って、規則正しい食事をとるように心がけていました。彼女の物静かで謙虚なたたずまいは、まぎれもなく彼らの家に深く落ち着いた感覚を生みだしていました。

ミシェルの友人がまず亡くなりました。とてもやすらかな死でした。その後、彼のパートナーにおとずれた悲嘆と、数ヶ月後に迎えるパートナー自身の死をサポートすることが、私たちの仕事になりました。今度もミシェルは、親切で調整された仕方でかかわりました。彼女は、ほかの友人たちと一緒に、その彼の死にも立ち会いました——その死も、彼のパートナーと同様に、やすらかなものでした。こうした状況全体に対するミシェルの貢献は深遠なものでした。彼女が生みだした雰囲気のなかで、やすらかさが持続し、それがほかの人たちにも伝わっていきました。彼女が他者をケアするやり方は、単純で、明確で、ひらめきを与えてくれるものでした。彼女は明確な境界を作り、決まったスケジュールを立て、助けてくれる人たちを集め、自分をやさしく慈悲深くケアすることで、これを遂行してゆきました。

ミシェルは自分自身のことをよく知っていました。自分の友人に、できる限り最善のケアを提供したいと思っていました。そうするには、自分のペースを作る必要があることを知っていました。そこで彼女は、友人たちとケアする人たちの両方に役立つシステムを作りました。死にゆく人にかかわるとき、ペースを生みだす戦略を立てることが役に立ちます。つまり、ケアとセルフケアのリズムを作ることによって、疲れ果ててストレスに晒される代わりに、その場に完全に存在できるようになるのです。

ミシェルのように、私たちにも、合理的で責任のとれる計画が必要です。それがないと、セルフケアの項目が優先事項の下の方に取り残されてしまうことはほぼ確実です。ケアの専門家を訓練するとき、私たちは一人ひとりに対し、職場に戻ってからどのように自分自身のケアをするのか、計画を立ててもらうようにしています――そして二、三ヶ月後、リマインダーとして、そのコピーを郵送します。とても忙しくしているニューヨークの看護師は、つぎのような計画を自分のために立てました。そして定期的に確認できるように、家の冷蔵庫と職場のメールボックスにコピーを貼りつけました。

身体について

朝の起床したときと晩の就寝前に一五分間、ストレッチをする。休日に一時間のヨガ教室に通う。週に二回、職場の行き帰りに早足でウォーキングをする。二週間ごとに、ダンスエアロビクスの教室に通う。ジャンクフードを減らす！　マインドフルに食事をとる。健康な食事とおやつを決まった時間にとる。毎日ビタミンのサプリメントをとる。

知性について

テレビや朝刊を見ることを減らす。心理学、哲学、スピリチュアリティ、補完療法の分野の読書をふやす。ホリスティック看護について調べる。少なくとも月に一度は博物館に足を運んで、本当に良質な本を読む。

霊性について

マインドフルネスにもとづいたストレス低減プログラム（MBSR）について調べる。朝晩のストレッチの後に静かに坐る。瞑想グループを見つけ、少なくとも月に二回は参加する。患者たちと歩く瞑想や坐る瞑想をおこなう。年に一度はリトリートに参加するようにする。これらすべてを同僚とおこなってみる。

精神について
セラピーを継続する。悲嘆とバーンアウトに取り組む看護師のサポート・グループを立ち上げる。

社交について
もっと楽しむ！

あなたのセルフケア・プランは、あなたの人格、欲求、環境に応じて、もちろん違ったものになるでしょう。もしかすると、読書をもっと減らして、スナック菓子をふやす必要があるかもしれません。私の個人的な経験から言うと、定期的に激しい運動をしたり、強力な瞑想の実践をおこなったりすることは、地に足をつけ、エネルギーを安定させるために絶対に必要なことでした。とくに疲れきっているときや、傷つきやすくなっていると感じるときは、そうです。しかし肝心なことは、あなたにとって役に立つ計画を立てることです。それには、生涯を通じてケアや滋養の島を組み込んでゆくことが必要となります。自分自身のためにこれらのことをするのだということを思い起こさせてくれる方法を見つけだすようにし、また、それを忘れたとしても、自分を許すことを学ぶようにします。

「死にゆくことと共にあること」の専門家訓練プログラムを終えて、ある社会福祉士《ソーシャルワーカー》が、つぎのようなメモを寄こしてくれました。

私たちのミーティングのなかで得たメッセージのひとつは、私自身の観想的な生活にもっと焦点を合わせるべきだということです。そのために、しっかりした信頼のできる瞑想実践を積み重ねています……力強くシンプルで、役に立ちます。病院では緩和ケア・サービスに加わっていますが、毎日、率直に話すことと、沈黙する技法をおこなっています。

また私は、パートナーと組んで働くことも強く勧めています。私たちはみんな、サポートとフィードバックを必要としています。しかし、たとえチームにいたとしても、ケアに携わる非常に多くの人たちが一人きりで仕事をしています。二人組で仕事をすると、サポートはもっと豊かで柔軟なものになります。同僚は、複雑な状況でも互いにサポートすることができ、それぞれの仕事を評価して建設的な助言をすることができます。

ケアする人たちがもっと心やすらかで受容的になれば、死にゆく人たちに対して、もっと役に立つことができます。だから、あなたの限界を慈悲深い心で容認し、自分の喜び、安定感、力強さ、開放感、ユーモアを分かち合い、支えとなる強いコミュニティを作りだすことに手を貸してください。そして何にもまして、セルフケアの実践を怠らないようにしてください。世界全体をケアしたいのなら、まず、あなたの人生をケアすることから始めてください。

## 瞑想
## 限りないケア

平静さの力強さ、慈悲のやさしさ、存在《プレゼンス》の勇気、明け渡すことの開放性をひとつにまとめることによって、以下の実践では、自分の人生を他者の幸福に提供するとき、健全なケアの実践に滋養を与えることができます。ケアをする経験のなかでは、際限なく心を開くこと（慈悲）と、自分にできることの限界を受け入れ、自分と他者の感じ方を受容すること（平静さ）とのあいだに、微妙なバランスが存在しています。ほとんどの人に必要なのは、慈悲（苦しみに反応する心のやさしさ）と、平静さ（ものごとをあるがままに受け入れる広がりのある静けさ）とのあいだのバランスを養うということです。慈悲と平静さのバランスをとることによって、ケアに圧倒されればどう対処すればいいかわからないというような事態に陥ることなく、ケアをすることができるようになります。

私たちが用いている以下のような言葉は、このバランスを反映しています。あなたにとって個人的に意味があると思われることばを選んでみてください。できるだけ心地よい姿勢をとり、二、三回、深くやわらかい呼吸をして身体を落ち着かせることを思い出してください。呼吸に注意を向け、自分が選んだ言葉を静かにくり返します。

・ほかの人に対する私の愛が、限りなく流れていきますように。

・慈しみの力によって、私が支えられますように。
・本当に与えることができるようになるために、内面の資源を見つけることができますように。
・平安のうちにとどまり、期待を手放すことができますように。
・感謝、無関心、怒り、苦痛に出会うかもしれないと知りながらも、みずからのケアと存在を無条件に提供することができますように。
・人の進路、苦しみ、死をコントロールすることはできないと知りながらも、愛を捧げることができますように。
・他者の苦痛を見るのと同じように、慈悲深く思いやりをもって自分の限界を見つめることができますように。
・ものごとをありのままに受け入れることができますように。

# 第11章

# 宝石が散りばめられた網

## ——ケアのコミュニティ

孤立化した現代文化のなかでは、私たちは互いに切り離され、そして自分自身からも切り離されているために、過去には死が社会的文脈のなかで起こっていたということを簡単に忘れてしまいます。コミュニティのなかで起こる通過儀礼として、死の体験はたいてい、拡大家族や村全体を巻き込むものでした。

今日では、ケアに携わる人たちはしばしば手助けできるのは自分たちだけだと思い込んでいます。しかしその一方で、ほかの人たちがケアに参加したいと思っても、追い払われたように感じてしまうことがあります。私の一人の弟子は、死にゆく祖父の第一の介護者だった母親が、外部の支援を計画的にすべて断ち切り、自分一人で父親の面倒を見るしかないと言い出したときには、びっくりして目を見張るばかりでした。彼女の行動は英雄的に見えましたが、予想通り、共感疲労に陥りました。最後には、ますます無力になって混乱する父親を、燃え尽きた母親は口汚く罵るようになりました。死にゆくプロセスに参加する人たちのネットワークを作ることが、すべての人に息の長いサポートを提供するうえで、唯一持続可能で健全な方法であるという事実を受け入れることができれば、死にゆく人もケアする側の人も、苦しみを減らすことができるでしょう。

宝石が散りばめられた網というメタファーから、ケアする人たちのコミュニティがどのように機能するのかヒントを得ることができます。網の結び目ごとに宝石があります。つまり、ケアをする人がいます。ケアする人は、それぞれが、他のすべてのケアする人たちに共通した気づかいや慈悲を映し出しています。仏教の『華厳経《けごんきょう》』のなかには、どのようにすればこれらすべての宝石がひとつの宝石と見なされるのか、という問いがあります。これらの宝石のなかから任意にひとつを選びだし、それをよく見てみると、その磨き上げられた表面には網の上にあるほかの無数の宝石がすべて映し出されていることがわかるでしょう。それだけではなく、このひとつの宝石のなかに反射している宝石は、またそれぞれで、ほかのすべての宝石を映し出しています。ですから、そこでは無限の反射のプロセスが起こっています。これは、相互のつながりということを典型的に示した、すばらしいイメージです。

みずからを孤立させてしまう代わりに、私たちはケアする責任を分ち合うことができるでしょうか。コミュニティ全体がケアすることを体験することができるような創造的方法を見つけだすことができるでしょうか。場合によっては、そのための教育をおこなうことも必要でしょう。奉仕をしたいと願う人たち全員が奉仕することのできる空間を作りだせるでしょうか。私たちの慈悲を、互いを映し出し支え合うように共有することができるでしょうか。

フランスの哲学者シモーヌ・ヴェイユは、友情やコミュニティは、互いに「何を体験しているのですか？」と尋ねあう人たちによって作られるものだと定義しました。(1) このような仕方で、人の人に対する気づかいが示されるとき、それは愛情や親切心を分かち合うひとつの見本になります。それが家族やコミュニティをひとつにまとめます。もうひとつ、これに関連した問いは、「これは、誰にとって重要なのですか？」というものです。しばしば死にゆく人のまわりにはコミュニティのメンバーが自発的に集まってきます。そこには、直接ケアにあたる人から単純に心配しているだけの人もいます。

死にゆくプロセスと共にあるとき、まず役に立つことは、患者、家族、友人、ペット、ボランティアやケアの専門家、郵便配達、薬剤師をふくめて、そのコミュニティをよく調べ、確認をしておくことです。ほかの人が体験していることを知りたがっているのは誰なのでしょうか。心配しているのは誰でしょうか。誰にとって、この死が重要なのでしょうか。

## コミュニティの大切さ

私は、死にゆくプロセスとともにあるという仕事を、何らかのコミュニティという形体をとらないで健全におこなえるとは思いません。「関係性中心のケア」という言葉を聞かれたことがあるかもしれません。これは、ケアを提供するときのひとつのモデルを描き出すために用いられますが、そのモデルは拡大コミュニティという強力なヴィジョンにもとづいています。死にゆく人のまわりにある、さまざまな種類の関係が重要な違いを生みだすのです——つまり、死にゆく人とヘルスケアの専門家との関係、その人の友人や家族と医療チームとの関係、ヘルスケアにあたる専門家同士の関係、家族、友人、ボランティアのあいだの関係、地域のすべての人たちと死にゆく本人との関係、サポート・グループにおける死にゆく人たち同士の関係、死にゆく人と愛するペットとの関係などです。

事態に圧倒されている家族、忙しい看護師、非常勤のボランティアが、このように多様な関係を調整することは、おそろしくたいへんな仕事に見えます。しかし、ケアする人たちについて、おおよその見取り図をもっていることが役に立つことがあります。なぜなら、こういった複雑な関係のあいだの亀裂から、死にゆく人をめぐるサポート体制が壊れてしまうことが多いからです。コミュニティを作ることは重要な作業です。コミュニティはしばしば無視されますが、すばらしい資源です。その関係性が認識されず、理解されず、注意を向けられることがなかったために、死にゆく人のまわりでたいへん残念で不幸な出来事が起こるのを、私は何度か見てきました。

ケアを提供するコミュニティでは、死にゆく人の外側からおこなう支援から、その人の間近でおこなう支援に至るまで、多種多様な支援が提供されます。私たちは、誰がケアを担い、どのようにケアし、それをどのように感じているかということに気づいている必要があります。ケアする人すべてにサポートを提供する仕組みを見つけだすようにします。個々のケアする人たち、ならびに、ケアのチームや家族を信頼するようにします。ケアを提供するスタイルの違いには寛容になるようにします。死にゆく人をケアする、ひとつの正しいやり方があるわけではありません。たいていの場合、私たちは自分にできる限りのことをしているものです。

## 時宜を得た休息こそが鍵となる

身近な家族や、ケア提供者たちが休息する時間をとる方法を見つけるようにします。私は、妻がもう何年も病気を患っているある男性のことを知っています。私が出会った頃、彼はもう何ヶ月も、たった一日の休息も自分のためにとっていませんでした。妻が亡くなる少し前、その夫は亡くなろうとしている自分の妻をそれほど好きに思っているようには見えませんでした。また、彼は自分自身のことも好きではありませんでした。彼は憤懣を抱き、義務感をもっていましたが、自分の怒りを恐れていました。問題をさらに複雑にしたのは、彼が同僚と不倫を始めたことでした。不倫関係をもつことで、彼は長年にわたって妻の看病に尽くしてきたことから救われているように見えました。しかし、実際に妻の死が近づくにつれて彼は罪悪感を抱き、その関係からも手を引きました。妻を「救い、奉仕する」という彼の試みはとんでもないところにたどり着いてしまったのです。

その家は、愛から憎しみへ、平安から動揺へと相反する行動や感情でいっぱいでした。ケアにあたる者として、同僚と私は、自分たちが混乱の渦中にいることに気づきました。私たちに与えられた材料は、困難な状況でした。

私は彼女の家族とかかわりながら、この入り組んだ死への旅に備えて、私たちケア提供者は強く新鮮な気持ちをもちつづけなければならない、と思い返しました。この家族に関しては、夫に介護ご購読ありがとうございます。このカードは、小社の今後の出版企画および読者の皆様とのご連絡に役立てたいと思いますので、ご記入の上お送り下さい。

〈書　名〉※必ずご記入下さい

●お買い上げ書店名(　　　　地区　　　　　　書店　)

●本書に関するご感想、小社刊行物についてのご意見

※上記をホームページなどでご紹介させていただく場合があります。(諾・否)

| ●ご利用メディア | ●本書を何でお知りになりましたか | ●お買い求めになった動機 |
|---|---|---|
| 新聞(　　　)<br>SNS(　　　)<br>その他<br>**メディア名**<br>(　　　) | 1. 書店で見て<br>2. 新聞の広告で<br>(1)朝日 (2)読売 (3)日経 (4)その他<br>3. 書評で(　　　紙・誌)<br>4. 人にすすめられて<br>5. その他 | 1. 著者のファン<br>2. テーマにひかれて<br>3. 装丁が良い<br>4. 帯の文章を読んで<br>5. その他<br>(　　　) |

| ●内容 | ●定価 | ●装丁 |
|---|---|---|
| □満足　□不満足 | □安い　□高い | □良い　□悪い |

●最近読んで面白かった本　(著者)　　　(出版社)

(書名)

㈱春秋社　電話 03-3255-9611　FAX 03-3253-1384　振替 00180-6-24861
E-mail : info-shunjusha@shunjusha.co.jp

郵便はがき

料金受取人払郵便

神田局
承認

7173

差出有効期間
2024年11月30日まで
(切手不要)

101-8791

535

千代田区外神田
二丁目十八―六

春秋社

愛読者カード係

＊お送りいただいた個人情報は、書籍の発送および小社のマーケティングに利用させていただきます。

| (フリガナ)<br>お名前 | 歳 | ご職業 |
|---|---|---|
| ご住所 〒 | | |
| E-mail<br>小社より、新刊／重版情報、「web 春秋 はるとあき」更新のお知らせ、イベント情報などをメールマガジンにてお届けいたします。 | 電話 | |

※**新規注文書**（本を新たに注文する場合のみご記入下さい。）

ご注文方法　□**書店で受け取り**　□**直送(代金先払い)** 担当よりご連絡いたします。

| 書店名 | 地区 | 書名 | | 冊 |
|---|---|---|---|---|
| | | | | 冊 |

を一時休んでもらいました。そして、この余命まもない女性が要望した通りに、最後の徹底的な医学的介入を受けられるようにサポートをしました。しかし、かかわっていた私たち五人は、ここに至るまでに少し時間がかかりすぎたと感じていました。彼女の感情が損なわれていることは明らかで、そのために彼女はかなり大変な死を迎えることになりました。これを私たちは受けとめなければなりませんでした。その家族のネットワークに属していた一五人は、むきだしの怒りや混乱に見舞われました。私たちの仕事は、この大変なドラマの幕を引くためにネットワークをもう一度ひとつにすることでした。家族のメンバーは互いに対して変化し、そのなかで私たちに対しても、愛憎のあいだでその態度を劇的に変化させました。夫は後になって、性的なやすらぎではなく、小休止がほしかったのだと話しました。それが、みずからの複雑な悲嘆に取り組んだ彼の結論でした。

## ケア提供者は天使にも悪魔にもなる

死にゆく人やその家族、友人たちから、およそ現実的とは言えない仕方で見られたとき、ケア提供者は最高に価値あることを学ぶことがよくあります。ケアする人は、さっきまで守護天使のように見えていたのに、つぎの瞬間には悪魔のように見えることがあります。問題をさらに難しくすることに、ケアする人たちも気がついてみると死にゆく人やその家族と感情的にもつれた関係に陥ってしまっていることがあります。家族や死にゆく人が見せる愛情や、批判や、怒りは、個人的なものとして受け取られがちです。私たちの多くが、世話をしている相手から傷つけられます。また、同僚や家族にも傷つけられます。多くの人が、ある人を別の人よりも選り好みしています。当然のことですが、私たちもいつも巧みにふるまえるわけではなく、人を傷つけてしまうこともありえます。

## 発見の仕事

もしあなたがケアに携わっている人なら、「知らないということ」を受け入れ、開かれた状態を保ち、こうするのが正しいという確信がもてなくても援助をする仕方を学ぶことが役に立ちます。あなたのおこなう仕事は、発見の仕事です。それぞれの人の生活や、コミュニティの生活のなかにある豊かでスピリチュアルな土台を発見するのを助けるという仕事です。そして、すべてのものを信じる心が開いていくように支援し、それを強めていくという仕事です。ただ死にゆく人と一緒にいるだけの仕事だとは思わないでください——瞑想に熟達していれば、あなたの力強さとやさしさは、他者にも本来そなわっている力強さとやさしさの見本になるはずです。共鳴するシタールの弦のように、真にやさしく自分に気づいていることによって、あなたは他者のなかに潜むそうした性質を目覚めさせることができます。私たちが何をなすかではなく、いかにあるのかということによって、他者はその生来の慈悲心と苦しみや未知のものに対する開かれた心を見つけることができるのです。

ケアする人が他者の苦しみを見守ることができ、さらに、苦しんでいる人を促して、その人が自身のみじめさを見守れるようにするとき、それとちょうど同じように、死にゆく人がケアする人の混乱や疑いを見守り、ケア提供者のなかにある自信や、安心感、受容する気持ちを鼓舞することがあります。自分がどのような役割を演じていようと、私たちは信頼を育み、ものごとが織りなす結び目が開いて、その入り組んだ複雑さがあらわれるようにします。死にゆく側であっても、ケアする側であっても、受け入れられないこと、説明のつかないこと、正当化されないこと、知り得ないことに対して完全に向き合うことによって、私たちは謙虚になり豊かになります。死にゆくことや死を解決し克服しなければならない問題として見るのではなく、むしろ死にゆくことは意味や価値を豊かにふくむ体験であり、成熟に至る発達の段階であり、そしてさらに不死の悟りへの準備であるとさえ見なすことができるようになります。

優秀な若い医師であったアンが、きわめて悪性で進行が早い脳腫瘍であると診断されたとき、彼女は、自分がさまざまなサポートを受けられる大きなコミュニティの中心にいることに気がつきました。ほかの医師たち、高学歴の家族、医学研究をしている同僚たちは、霊的指導者、ヒーラー、アーティストと並んで、みんなアンの治療法や、通常医療と代替医療に関する彼女の選択について、それぞれ確固とした意見をもっていました。彼女自身は、従来のものとは違った新しい健康法を専門にしていました。張りつめた空気のなかで、アンと夫は、二つの世界のあいだで自由に対話ができるようにしておく一方で、アンが自分で決断することができるような余地を残しておきました。

アンが亡くなる二ヶ月前に、私が彼女の家を訪れたときには、アドバイスや情報が洪水のようにあふれており、たくさんの人がいることに驚かされました。私には、彼女がどんな気持ちだったのか想像することしかできません。彼女を癒そうと、たくさんの人たちが玄関先にやってきました。

世界中で人びとが彼女のために祈っていました。彼女の友人や家族は、ありとあらゆる食事療法や代替療法について調べました。アメリカでもトップクラスの専門家がEメールで彼女にアドバイスを送ってきました。どれもこれも彼女にとって正しい答えであると、それぞれが確信していました。ある人たちは、彼女の悪性脳腫瘍が治ることはないとはっきりと言いました。私は、この恵まれた集まりを目にして、アンと夫がこの複雑で異なったもののなかから自分たちの道をどのようにして見つけだすのだろうかと、疑問に思っていました。

幸いなことに、アンは才能ある医師であったばかりではなく、彼女のコミュニティで意見が対立したときに、寛容できっぱりとした態度で対処することができる人でした。彼女の夫は、善意とユーモアで彼女を支えました。情報と意見の激流に囲まれながらも、二人は彼らしいことをおこないました。まずコミュニケーションの流れをはっきりさせて、自分たちを積極的にあらゆる可能性に開いておき、最後には、自分たちの直観、知性、善なる心を頼りにして必要な決断をしました。二人はそのスキルと忍耐力を使って、この不協和音を立てるおそれのあるグループを柔軟な支援のネットワークへとまとめあげ、助けになりたいと思っている人を誰ひとり遠ざけることなく、この慈悲のコミュニティに属す人をほぼすべて組み入れました。

最終的にヒーラーに会いに行くことを決めたのは、アンでした。そして、ヒーラーが伝統的な医学の介入をしないように告げたとき、そのアドバイスには従わないと選択したのも彼女でした。放射線治療を受けることを要請したのは彼女でした。そして、それを中止したのも彼女でした。ケアのマンダラに抱かれて、アンは自分の死の主導権を握りました。

アンが病気になった頃、私は、木にぶら下がる男に関する香厳《きょうげん》の公案をたずさえて坐禅をしていました。公案とは、修行を深めるために用いられる伝統的な禅の教育的物語です。とくにこの公案は、辛うじて歯で木の枝にぶら下がっている僧を描いています。この公案によると、僧は手で枝をつかむことができません。また、体重を支えようと、足で木の幹にふれることもできません。ちょうどそのとき、木の下を誰かが通りかかり、彼に仏教についての質問をします。すごいタイミングです！　僧が答えなければ、質問した人の霊的要求をみたせないため、自分の職責を果たせません。しかし、もし答えたら、彼は下に落ちていっかんの終わりです。彼はどうすればいいでしょうか。

この突飛な公案は、まさに私たちの人生のジレンマをあらわしています。私たちはいつも板挟みになって、進むことも退くこともできないでいます。しかし、もっと深いところにある問題は、私たちが「解決策」を探しつづけているということです。アンの傍らに坐っていると、私は、その木にぶら下がっている僧のような気分になりました。彼女の病気と苦しみに解決策はありませんでした。しかし、彼女のコミュニティにいる多くの人は、なすべき「正しい」ことがわかっていると感じていました。私には、この友人や助言をする人たちのなかで、誰が正しかったのかはわかりません。それどころか、一人でも正しい人がいたのかどうかさえわかりません。私にできることといえば、解決策を探すことはごまかしの希望を認めることであり、あのように複雑なコミュニティでは少なくとも一人だけでも「初心」を保っていることが助けになるかもしれないと知りながら、歯で枝にぶら下がることだけでした。希望をもっているかぎり、残された時間をただ一緒に生きるよりももっと別のことをしたほうがいいという陳腐な論理や固定した考え方をして、その状況にアプローチしていたことでしょう。こうして私は、崇高な敗北のなかで、自由にぶらさがっていたのです。

そして私は、アン、彼女の夫、彼女のコミュニティと共に、変化という水の流れにまかせて今ここに存在しようとしました。最終的には、アン夫妻と友人たちが問題と選択肢を仕分けるとき、彼らを見守り、その話を聴くこと以外にできることはほとんどありませんでした。彼ら自身が、すばらしい意欲と知性、そして起こることすべてに立ち向かう勇気を備えた最良のケア提供者たちでした。

ほかの多くの経験と同じように、私はこの経験から、苦しみの真相であろうと、病気や死についての見方や信念の違いであろうと、ものごとをあるがままに受け入れることを学び続けています。最終的な分析としては、死にゆく人やそのコミュニティを導くのは、おそらく信仰や信念ではないでしょうし、私たちも正しくあろうとすることを手放すのがよいのかもしれません。ケア提供者は木からぶら下がった男のようなもので、解決策のないところでどうしようもなくなっているのです。そして運がよければ、コミュニティ全体が私たちと一緒にぶら下がってくれるでしょう。

## 瞑想 真実の輪

カウンシルの実践のなかには、コミュニティがひとつになって、それぞれの体験を共有できるひとつのとても巧みな方法があります。正直に建設的に話し、偏見をもたないで聴くことに全身全霊をささげることによって、真実というカウンシルの輪は、生命のいちばん深い問題について話し合う機会を与えてくれます。

カウンシルでは、必ずしもものごとを同じように見るようにはなりません。それは合意を得るためのプロセスではありません。むしろ、それぞれの人がそれぞれの智恵をもっていることを確認します。異なる考えや経験が表現されて、私たちは、そこに違いと多様性がもつ豊かさを発見します。死にゆく人は、ケアする人たちの見方を聞くこともでき、また逆もありえます。家族と一緒にカウンシルに参加していたあるエイズの男性は、その両親に「二人がどんなにきついか、いままでわかっていなかった。死んでいく人になるのも、同じようにきついことだって言っておくよ」と認めました。

カウンシルの輪は、病院の部屋、家、山の草原など、どこでもおこなうことができます。キャンドルや花、水を入れたボウルをもって行ってもいいでしょう。そういったものが、日頃生活の忙しさや複雑さを越えて、私たちが求めている親密さや真実へと向かうことを可能にしてくれます。中心に何かを置くことで、カウンシルに焦点ができます。カウンシルをおこなうときに、もうひとつ大切な要素が「トーキングピース」です。どんなものでもトーキングピースになります。貝殻、家宝、聖書、儀式の道具、カウンシルがおこなわれる場所で見つかるものなどです。私は、何年も前にチベットの聖なる山、カイラス山に巡礼したときに見つけた石をよく使います。この石はもう何千人もの手に握られてきました。このトーキングピースをもっている人に、私たちの注意が一心に向けられます。トーキングピースには、磁場のように守護する特質があり、あたかも瞑想対象のように、話す人が集中できるようにしてくれます。

私たちがカウンシルにもち込むもうひとつの宝は、沈黙です。カウンシルの始まりに沈黙の時間をもつと、私たちは心のなかへと降りて行くことができます。とくに死にゆく人は、決まりきった話をするだけの煉獄にいることが多いため、沈黙を切望しています。私は、病室で沈黙だけを望んでいた友人の傍らに坐っていたときのことを思い出します。無駄なおしゃべりや不必要な質問、偽物の慰めなど彼は必要としていませんでした。だから私たち二人は、カウンシルの場で坐っているときも、互いに沈黙を分かち合い、小さな石を行ったり来たり渡し合っていました。これは、二人にとって恩寵でした。

カウンシルで集まるときには、二人のときも二〇人のときも、ざっと円になるように一緒に坐ります。始める前に、誰かがみんなのために、カウンシルの指針を声に出して読み上げます。

・心から話すこと。

・心から聴くこと。
・簡潔に話すこと。
・自発的に話すこと。

これら四つは、深遠な複雑さの只中でも安定していられるようにしてくれる決定的に重要な技《スキル》です。

まずカウンシルでは、心から話をします。哲学的、社会的、心理学的、政治的な考えについて話すときには、頭を使って話すことに慣れている人がいます。しかしカウンシルというのは、透明性、本来性、親密な開示にかかわっています。私たちに求められるのは、個人的な体験から話し、物語をつうじて率直で重荷にならない仕方で自分の感情を表現することによって、この宝の箱を開けることです。

また、沈黙に代弁させることもでき、内面性の広い感覚のなかにすべてを招き入れることもできます。カウンシルでは、話したくなければ話す必要はありません。トーキングピースをただ握って、つぎの人に手渡せばいいのです。

つぎは、心から聴くことです。深く耳を傾けることは、寛容さをもってすべてを包み込むように聴くことを意味します――それはクエーカー教徒が「献身的に聴くこと」と呼ぶものです。カウンシルでは、話し手を遮ることをしないで、一人ひとりが中断される恐れなく話せるようにします。また、聴いている私たちにとっても、判断や偏見を抱くことなく、ゆったりとくつろいで聴く機会になります。そして、話されたことだけでなく、話されないままになっていることにも耳を傾けます。聴いているうちに、記憶、連想、洞察、批判、同意など、たくさんの反応が起こるかもしれません。これらの物語が自分のなかで起こっていることに気づけば、それらを手放すことができます。

聞き手になったときには、自分が話す番になるまで、相手に反応したり、自分の中に浮かんできたことを伝えたりすることはしません。厳しいテーマのときには、それは難しいかもしれません。自分のいちばん深い苦しみがあふれだしたり、泣き崩れてしまう人がいるかもしれません。私たちはたいてい介入やサポートをして、一刻も早くその人から苦しみを取り除いてあげたいという衝動に駆られます。なぜなら、私たちがその苦しみに耐えられないからです。しかし、いちばん巧みな対応は、介入するのではなくただ見守ることです。それは、信頼と支援が必要な状況のなかで、苦しみを分かち合うことができる深遠な方法です。他者の考えを聴くことは骨が折れることかもしれません。しかし、それこそが私たちに求められていることです——すなわち、カウンシルの輪が生みだす智恵に耳を傾けるということです。

あらたに忍耐をもってすべてを包み込むように聴くということを始めると、その実践によって、反応的に聞くのではなく、注意深く聴くことができるようになります。それぞれの話し手は開きゆく世界のようなものです。聞き手は、言葉を超えた集団全体の理解を経験します。深く聴くこと《ディープ・リスニング》を学ぶとき、私は、聞く側の人たちに、話し手にとってこれがこの世で最後の一日だと考えてみるように勧めています。そして、明日死ぬことになっている誰かのために私たちが向けることのできる注意深さを、今この人に向けるようにと促します。彼女が何を言ったとしても、それを無条件に受け入れることができるでしょうか。自分の心配、恐れ、恥、拒絶といった気持ちについて話すとき、それを尊重して、心を開いて聴くことで、私たちの中からより深い真実が引き出されます。

つぎに、簡潔さを大切にします。私たちは問題の核心にたどり着きたいと願います。そして、すべての瞬間が貴重であるということを認めたいと思います。自分が話す番がきたら、少し止まって、その瞬間の心の中の真実に入っていかなければなりません。その情況の真実を、できるかぎり純粋に話します。カウンシルでは、自分たちの存在の真髄に触れることができるように、明確に話す力をつけるように求められます。また、そうすることで話の時間を節約して、自分の洞察や混乱を分かち合いたいと願う全員が話す時間を取れるようにすることができます。多くの人にとって、簡潔であろうとする訓練は難しいことです。話の全体像については、その集団に頼らねばなりません。グループに身を委ねるなら、取りあげることのできなかった部分は誰かが話してくれるだろうと確信してひと休みできるからです。

最後に、自発的に、前もって計画したりしないで話すということです。カウンシルを何年もやっていると、何を言おうか心のなかでリハーサルをしている自分に気がつくことがあります。そんなとき、私は自分にこう問いかけます。今この瞬間に本当に起こっていることは何だろうか。自分の経験をもち出すことができるだろうか。私が見たものを分かち合うのに、今はよいタイミングだろうか。信頼することができるだろうか。自分が知っていると思っているものよりもっと深いところまで行けるだろうか。

以前、ネイティブ・アメリカンの若者が裁判にかけられました。彼が証言する時間になり、真実を、偽りのない真実を、真実だけを話すように誓うことを求められました。彼は震えながら裁判官を見て、かろうじて聞こえるほどの声で言いました。「誓えません」。裁判官は、これが裁判所の標準的な手続きであることを強調しました。その若者は「しかし裁判長、いったい誰が偽りのない真実を知ることなどできるでしょうか」と答えると、涙を流しはじめました。

真実を手にすることができるのは、コミュニティだけです。しかしそれには、私たちがどこに向っていくのかわからなくても旅を続け、そのプロセスで起こる錬金術を信頼することが必要です。カウンシルでは、「自分自身にも告げなかったことに向き合うことに耐えられるか」と問われます。「自分が知らないことを聞くことができるのか」と問われます。ひとつの答えだけで、善き心の真実をとらえることはできません。カウンシルをおこなうコミュニティの経験だけが、私たちを癒す助けとなります。その輪が生みだす智慧はいつも広範なものとなり、深く分かち合い耳を傾けることで、私たちはしっかりと支えられているのを感じられるようになります。

(1) Simone Weil, "The Love of God and Affection," *in Waiting for God*, trans. Emma Craufurd (New York: G. P. Putnam's Sons, 1951), 64. シモーヌ・ヴェイユ『神を待ちのぞむ』渡辺秀訳、春秋社、二〇〇九年。

# 第12章

# 傷ついた癒し手——ケアをすることの影

おそらくあなたはケアすることの元型について、そのポジティブな面と同様にネガティブな面についても、すでによくご存知のことでしょう。一方には無私無欲な聖人がいて、慈悲と寛容の限りない資源をもっているように見えます。他方には殉教者がいて、悲痛な思いをにじませ、消耗しきって、些細な奉仕でさえも煮えたぎる恨みなしにおこなうことができなくなっています。

ケアすることは、人生が私たちのために用意したいちばん高貴で役立つ実践のひとつになりえます。すなわち、死にゆく人とその支援者をともに癒すものになります。しかし、その一方で、輝いて美化された奉仕のイメージは、とても長くて暗い影を落とすことがあります。奇妙なことですが、私たちが、ケアする人は決して疲れをみせたり、イライラしたり、愛情に飢えたりしないという理想像を讃えれば讃えるほど、その代わりに、もうひとつの元型を招き寄せる可能性が高くなり、それは影の面として表にあらわれ歩みを進めることになります。

たとえば、サンディをケアしていた人たちは、彼女の病気が末期に向かうにつれて、自分たちが疲労の餌食となっていることに気がつきました。この瀕死の女性は、何ヶ月かごとに死の淵に立ち、命をとりとめていました。この不安定な荒波は、もう何年もサンディに家を提供して世話までしてきた友人たちをすり減らし始めていました。疲れ果てて意気消沈した友人たちは、サンディが生に執着し、避けることのできない事態に身を委ねることができていないのではないかと疑うようになりました。

最終的に、サンディの要求が極端になり、怒りも激しくどうしようもなくなったとき、彼女の友人たちにはサンディを助ける個人的な資源が何も残っていませんでした。サンディの世話を完璧にこなそうとして、思っていた以上のことを引き受けることになったのでした。彼らは長期のプランをつくっていませんでしたが、それまでのことそのものが長期に渡るものでした。その時点で彼らは、サンディが住むための場所を探し始めました。

幸いにも、サンディが家を移る必要はありませんでした。新しい友人グループが支援に加わってくれたからです。彼らは毎日サンディのもとを訪れ、何時間も彼女のそばにいて、一緒に修行をおこないました。彼女は、とくに死のときに意識を移しかえるチベットの修行に興味をもっていました。彼女は、抱きかかえてもらい本を読んでもらうことを望みました。この新しい介護者のグループが加わったことによって、以前の友人たちはサンディから離れることができ、より健全な距離をとって、いくらかリラックスできるようにしました。しかし彼らには、まるでサンディを裏切ってしまったかのようなうしろめたい思いが残ることになりました。

時は流れ、サンディの痛みが激しくなってきたため、休むことができるようにと大量の薬が投与されました。死が近づいてきたときには、二四時間、誰かがずっと彼女のそばに付き添いました。そしてある日、彼女は亡くなりました。彼女の死を見守ることは大変なことでしたが、それよりもさらに難しかったのは、エネルギーを使い果たし退いていった友人たちの痛みと共にあることでした。私たちが差し出した愛とサポートのすべてをもってしても、もっとがんばるべきではなかったのかという彼らの罪悪感にみちた信念を和らげることはできませんでした。しかし、おそらく彼らに本当にできたかもしれないことは、がんばりすぎないということでした。

このときの状況は、影の力について忘れないようにしてくれる、苦労して学んだ思い出として、今でも私の役に立ち続けてくれています。影の力の本質的な様相、すなわちケアする人を深く冷たい水のなかへと引きずり込むさまざまな種類の不運やみじめさを熟知することによって、私たちは進路を修正し、溺れてしまう前にもっと多くの助けを求めることができるようになります。

かつて、ある学生から「菩薩の影とは何でしょうか」と尋ねられたことがありました。私は「ほかの存在を助けることです」と答えました。菩薩とは、非二元性を悟り、すべての創造されたものから糸で引っ張られる木のあやつり人形のように、世界の苦しみに応えつづける存在です。そう考えられるようになるまで、私のこの答えは奇妙に聞こえることでしょう。「他者」に善行をおこなう「私」がいるわけではなく、ただ選択することのない応答性があるだけで、そこには、自己は局在的なものではなく、あらゆるものと一体になって存在するという感覚が結びついています。禅では、右手が左手の面倒をみるだけのことだと言われます。たいしたことではありません。それがたいしたことになるなら、つまり、あなたという存在がほかの存在を助けて救済するというようになるなら、菩薩の影は本当に厄介な問題を引き起こすことになるでしょう。

以下に、ケア提供者たちが遭遇してきた共通した困難をいくつかあげておきます。自分自身がそのうちのいくつかの役割を演じていることに気がつくことがあるかもしれません。あなた自身をこのなかに見つけたとしても、気分を悪くしないでください。このような問題を私がここに列挙することのできる唯一の理由は、どれひとつをとってみても、私が死にゆく人とかかわる活動のなかで経験してきたことだからであり、多くの同僚や友人も同じことを言っているからです。日本には、子どものおもちゃで、ゆらゆら動く、底が丸いだるま人形について、「七転び八起き」という諺があります。結局のところ、死にゆく人とともにあることに、これが唯一の正しい方法だと言えるものはありません。自分の最善を尽くし、転んでまた起き上がるときには謙虚さが善き友となってくれるのです。そして、ときには、最も辛い体験から最も多くのことを学ぶこともあるのです。

### 英雄

英雄主義《ヒロイズム》は、賢明で慈悲深くあることのはるか彼方にまでケア提供者を駆り立ててしまうことがあります。「英雄」役にとらわれて「助けられるのは、私だけだ……私を除いては、ほかに誰もいない」と主張する人の言葉を聞くことがよくあります。あなたがケアをする時間は、多くの人の標準よりも長くなっているでしょうか。死にゆく人の願いに反してさえ、極端な医療介入を勧めているでしょうか。孤立無援で困難に立ち向かう自分に気づいたなら、おそらくあなたは英雄という役割に陥っていると言えるでしょう。「英雄」の別称は「救助者」です。

英雄主義を燃え立たせるものは、おそらく感謝と安心を求める無意識的欲望でしょう。死にゆく人に仕える人が、自分の満たされていない感情的な欲求を満たすためにそのようにしていることは、あまりによくあることなのです。また「英雄」たちは、コミュニティからの承認をも渇望しています。彼らのアイデンティティは、善行という金床の上で形づくられます。死にゆく人やその家族から「あなたがいなかったら、こんなことはできなかった」という言葉を聞けたらどんなにいいだろうと想像しているかもしれませんが、承認を渇望する心があなたをケアへと駆り立てるままにしておくと、活動が広がりすぎ、(ケアをする側の欲求にはほとんど関心のない)死にゆく人のためにしっかり存在することができなくなってしまいます。ケアの実践それ自体を自分の満足とすることができるでしょうか。感情的な欲求をみたすために、もっと別の適切な方法――ほかの人や活動をとおして――を探してみることが役に立つでしょう。

「英雄」にいちばんよく効く解毒剤は、責任を分担することです。ケアの活動に他の人たちを巻き込むように働きかけてみましょう。多くの英雄たちが自分の重要性や死にゆく人と自分との関係の特別さに執着するあまり、他の人が誰も手助けできなくなってしまいます。そして、もうひとつ英雄を駆り立てるものがあります。それは恐れです。もし英雄という役割のなかで身動きがとれなくなったら、少しコントロールを手放してみてみるのがよいでしょう。ほかのケア提供者を信頼し、彼らが参加することを許します。境界線をはっきりさせることが、自分自身にとっても、一緒に働く人たちにとっても役に立ちます。「慈悲心をもって自分の限界を受け入れることができますように」という言葉が助けになるでしょう。それは最初、途方もなく難しく感じられるかもしれませんが、自分自身の執着という問題を探究する滅多にないチャンスだということをふくめ、たくさんの恩恵がもたらされます。

## 殉教者

多くの面で、「殉教者」とは燃え尽きた英雄の最終段階にほかなりません。主なケア提供者となっている家族や、往診の医師、夜勤や残業をする看護師、助けとなる家族がいないため長時間死にゆく人の傍らにいる友人たちにとって、ケアをするなかで圧倒的な身体的かつ感情的な負担を感じると、疲労感はやがて恨みへと変わっていくことがあります。殉教者はしばしば共感疲労や二次的トラウマに苦しみ、過剰なまでに苦しみに晒され続け、もはやこれ以上耐えられなくなってしまいます。

心の中ではすべてが嫌なのに、あらゆることにイエスと言っている自分の声が聞こえてくるとき（私はそれを「腱反射的共感」と呼ぶことにしています）、そこには「殉教者」のいることがわかります。もしかすると、援助が必要でないときに手を貸したりしていませんか。殉教者は、自分が疲労困憊していると訴えますが、しなければならないことをする余裕は決してありません。要求に自動的に機械的に応えてしまう前に、自分の動機を吟味してみてはどうでしょうか（「英雄」についても同様です）。死にゆく人とあなたの両方にとって、いちばん役に立つことは何でしょうか。

サンディの友人のように疲れ果てた殉教者は、最後には死のプロセスに耐えきれなくなります。ひそかに、この人が「手放して、死を迎える」ように願ったり、「彼女は委ねることができないのよ」とか、「彼は手放さないだろう」などと、互いにひそひそと言い合ったりします。「殉教者」に乗っ取られてしまわないように身を守るために、質の高いセルフケアという強力な薬を服用してください。自分のニーズに注意を向けることによって、他者のニーズに応えるための回復力を養うのです。自分自身のペースをつかんでください。滋養となる活動を取り入れることによって、生活のなかに息抜きのできる場所を作ります。休みがとれるスケジュールを作ってください。自分の視点を取り戻すために、休息をとって自分自身をケアしてください（どんなに混み入って忙しい状況でも、深い休息のひとときを見いだすことは可能です）。もしこうしたことを自然に受け入れられるようになったら、死にゆく人の傍らにいることができる新しい人を見つけてください。疲れきったときに、その場から退くことは恥ずかしいことではありません。それは、険しい顔をしてがんばり続け虐待的になってしまうよりもいいことです。私はそうした状況を一度ならず見てきました。

## 親

実際にあなたが死にゆく人の親であったとしても、その役割に自分を同一化してしまうことは、その人にとってもあなた自身にとっても、必ずしもよいことではありません。私たちが侵入的な「親」になると、コントロールしようとしたり、文字通り相手を子ども扱いしたりするような態度があらわれはじめます。威圧的な声で小さな子どもに言うように、「おやめなさい」とか「お薬を飲みなさい」と言ったり、「自分にとって何がいちばんいいのか、あなたにはわからないのよ」といった発言が聞こえてきたら、親がそこにいることがわかります。親をもう少し正確に言うとすれば、おそらく航路指揮官でしょうか。細かいことに口を出し、命令し、どうなっているべきかをみんなに話している自分に気がついたら、立ち止まってください。そして、死にゆく人とその家族に向かって、彼らが何を望み何を必要としているのか尋ねてみましょう。ほんの少しでも「知らないということ」の実践をすれば、指図をしたりコントロールしたりしないで、それぞれの状況の真実が出てこられるようにすることができます。

死にゆく人をまるで無力な人のように扱うことは、親であることのもうひとつの形です。それは、ふつう私たちの不安感や不信感から生じます。死にゆく人は、死に向かう段階を進んでいくとき、次第にコントロールする力を失っていきます。私たちが早まってそれを取りあげてしまうには及びません。そこで私たちができるいちばんの贈り物は、その人がまだ何とかやりたいと思っていることは、どんなことでも自分でコントロールさせてあげることです。それがトイレに歩いていくことや、何を食べ、誰のところに行きたいかを決めることであっても、やりたいと思うことをできるかぎりさせてあげるのです。その人が自分の命を失いつつあるちょうどそのときに、その人生を奪ってはなりません。その人に具わっている智慧を信頼して、手放すことを実践してください。

意識的で責任あるケアをひと言で要約しなければならないとすれば、「死にゆく人に主導権をとらせる」ということになるでしょう。私たちは、死にゆく人をもうすでに死んでしまったかのように扱うことがあまりにもよくあります。彼らの声は聞かれることなく、自分の死に方を選択する機会もありません。死にゆく人に主導権をとってもらうには、私たちが「知らない」という姿勢をとり、ものごとをありのままに見守っていくことが本当に求められます。人の命が死という目前の経験に巻き込まれていくとき、一人ひとりの存在に本来備わっている智慧を、勇気をもって信じることが求められるのです。

シータは、乳がんで死にゆく過程にある若いインド人女性でした。私の同僚であるキャサリンがシータと家族をボランティアでサポートしていました。その過程で、彼女は数えきれないほどの文化的な違いを学ぶことになりました。シータの家族が抱えるジェンダーの問題、宗教的信条、そして死をめぐる慣習の多くは、キャサリンにとってまったく初めてのことばかりでした。キャサリンには敏感さと、「知らない」ということをすすんで経験しようとする気持ちがあったので、シータと、感情的に激高しやすい家族とかかわるための最善の方法を見つけだすことができました。

数週間後、ホスピスの看護師は、シータに死が迫っている兆候が見られるため、おそらく三日から五日で亡くなるでしょうと告げました。シータの家族は葬儀の準備にとりかかり、男性の親族は頭髪を剃って断食を始めました。シータが深い昏睡状態に陥ると、ほかの親族が彼女の額と、髪の生え際に伝統的な色を塗りました。そして彼女が亡くなってから、その翌朝にもたれる断食明けの集まりのために、伝統的な食べ物をだすレストランを予約しました。

シータが亡くなるだろうと予想されていた日、キャサリンは家族をサポートするためにシータの家にやってきました。しかし、キャサリンが見たのは臨終の光景ではなく、シータが起き上がってトランプをしているところでした！　キャサリンを目にしたシータは、手にしていたトランプを置いて、ひどく取り乱して執拗に「私が死ぬだろうって、本当に思ったの」と聞きました。みんながあまりにも早く彼女の死に備えたことに、この若い女性が深く苦しんだことがキャサリンにはわかりました。彼女は、家族が自分に早く死んでほしいと願っているのではないかと恐れていました。結局、シータと家族は五年間にわたり、ずっとこの危機的な状況にあり続けました。

「知らない」という心をもつ修行をすると、なすべき正しいことがわからなくても、たいていの場合、直観的に援助することができるようになります。キャサリンは図書館に行って、ヒンドゥー教の宗教的・文化的な実践に関する本を読むようなことはしませんでした。彼女はただ自分の心を開き続け、「知らないということ」に専念し、そうすることで正しい行動に導かれていったのです。彼女は「知らないということ」にとどまり、シータ自身には自分のやり方がある――死さえもシータ自身の計画表に合わせる――ということを受け入れていたので、シータに安心感を与え、自分の死を自分でコントロールする感覚を取り戻させることができました。実際に死の兆候が読み取れると思っても、死のタイミングを予測することは不可能ですから、死にゆく本人が主導権をとれるようにしなければならないのです。

親の役割に乗っ取られてしまったケア提供者は、人の死の過程を直接的に妨害することがあります。しゃべりすぎたり、求められてもいないアドバイスをしたり、死にゆく人を気分転換させたり楽しませようとしたり、相手がプライバシーを求めているときに情報を探ろうとしたり、感情的に負担となる質問をしたり、あるいは個人的な問題を打ち明けて親密になろうとするといった見当違いの努力をしたりします。これらはすべて、感情的な境界を侵害するものです。死にゆく人を一人にしておくことを拒んだり、絡まりあうことではなく単純さが求められているときに、身体的な境界線を侵害することになります。スキンシップがすべて不適切だというわけではありません。抱きしめたり、触れたりすることは、死にゆく人をたいへん穏やかにさせ安心させることができます。しかし、身体的なサポートをするときには、自分の動機を自覚するように心がけ、相手がそうしてもらいたいのかどうか自分が知っているということを確認しなくてはなりません。通常、死にゆく人というのは、関係性を手放そうとしているのであり、これから新しく関係性を結んだり、いまある関係性を複雑にしようとしているのではありません。

また、死にゆく人は、多くの交友を必要としていないということに気づく必要があります。むしろ、休息をとり、ひとりで思いを巡らすことを望んでいます。それに、楽しみたいという気分ではないことも確かです。いとまごいをする時間がわからず、「何か起こるかもしれない」と思ったり、自分はいつでも絶対に必要とされていると思い込んだりして長居をするのは禁物です。静かな時間をすごしたいと思ってはいないか、死にゆく人に尋ねてみてください。

親の最善の治療法は、自分がしていることを、できるだけ穏やかにはっきりと見つめることです。どんな動機があなたを突き動かしているのか、あなたの行為が相手にどのような影響を及ぼしているのか、正直に吟味してみます。あなたの親切心と無条件の愛が、パターナリズム（訳注：家父長的権威主義）に陥ることなく、今ここにいることに導いていくようにしてください。

## 熟練者

過剰労働をしている医療専門家や、死にゆく人の傍らにいることで強烈な感情がかき立てられることに対して落ち着いていられないケア提供者たちのなかによく姿をあらわすのは、「熟練者《エキスパート》」という役割意識です。「熟練者」に捕えられた人は、臨床的あるいは「専門的」な態度でふるまうことで対処しようとします。不確かな状況から距離を置いて、役割の陰に隠れ、死にゆく人を無生物のように扱い、その人を無視し、目の前にいても、その人がいないかのように話をします（たとえその人が無意識になっていたとしても、あなたの存在、話し方、そして思いですら、その人の死に方に影響を与えることがあります）。あなたは視線を合わさないようにして、純粋な仕方でつながることを避けていますか。守秘義務を侵すような仕方で死にゆく人やその家族について話すことで、緊張を発散させていますか。

「熟練者」が感情を避けさせているときには、その感情に直接向き合うことが解決策になります。その人といれば安心して、恐れや、怒りや、悲しみを認めることができるような、信頼の置ける誰かに話をしてみてください。病気や痛み、喪失があるところでは、このような感情がわき上がってくることは、まったく自然なことです。とくに、認められることのなかった昔の悲嘆感情が動き出すことがよくあります。そのような感情の不快さに心を開いているようにすれば、それを見守る貴重なチャンスが得られます。悲嘆から目をそらすのではなく、仕事をしながら悲嘆に取り組むようにします。慈悲を深める方法として、そして自分の期待や長年もちつづけてきた信念を見つめるチャンスとして、悲嘆を利用するようにするのです。あなたを守ろうとしてくれた「熟練者」に感謝し、距離をとっていた自分が親密さのなかに溶け込んでいくのにまかせてください。このような体験を――この体験を、その苦しみのすべてとともに――抱きしめることが、あなたの善き心を目覚めさせる触媒となります。

## 聖職者

ケアをする人は、霊的に思い上がってしまうことがあります。（変に聞こえるかもしれませんが）苦しみの近くにいることで、感情が高揚するのです。「熟練者」の場合と同じように、思い上がることによって、自分が感じている不快感から離れていることができます。自分一人がすべての答えをもっていて、死にゆく人にとって何が霊的に正しいことなのかを知っていると思っているときには、私たちは「聖職者」の役割を演じています。自分が高尚なアドバイスや「説教」をしている声が聞こえてきたら、たぶん「聖職者」がやってきています。

「聖職者」の油断のならない傾向のひとつは、ケアをしている相手の「良き死」を定義することができると信じていることです。そうなると、私たちは微妙に強制的になって、死にゆく人やその家族を操作して、「最良」の死に方という有力な観念に合わせるように仕向けるという罠に陥ってしまいます。聖職者は、ある一定のやり方をとることで良い死が保証されると考えます。そのために、特定のスピリチュアルな実践をするように勧めたり、その人が本当は病院のサポートを必要としているときでも、家で死ぬように説得したりします（あるいは、家にいたい人を病院に連れて行ったりします）。ときには、死にゆく人が、実際には多くの人がいなくても申し分ないと感じ、穏やかに死んでいきたいと感じているときでも、家族全員がかかわる必要があるという信念を抱いていることがあります。

この役割の解毒剤は、ただ単に「知らないということ」です。自分には何が正しいのかわかっているると確信しているときには、いつでもしばらく立ち止まって、よく考えてみてください。どの死もそれぞれユニークであり、不思議なことに、そのままで完全なものです。もちろん私たちは、死にゆく人それぞれにとって最善のことを願いますが、人がいかに死ぬべきかという期待をもつことは、誰にとっても助けにはなりません。死にゆく人に、ある特定の死に方をするようにプレッシャーをかけているような気がするときは、意識的にリラックスして、自分の期待を手放してください。この良い死という観念を手放します――あるいは、それはこんなふうに見えるだろうということが自分にはわかるのだという考えも手放します。

死ぬことは、フルタイムの仕事のようなものです。死にゆく人は、自分の状態についてできることは何でも学び、体験しつつある根本的な変化に対処することで頭がいっぱいになっていると思ってください。そして、痛みや病気、スピリチュアルな実践、愛する人たちに別れを告げることに没頭しているということを念頭に置いてください。死にゆく人は、たいてい圧倒的な経験をくぐり抜けている最中です。それに加えて、ヘルスケアの専門家、社会福祉士《ソーシャルワーカー》、保険会社の代理人、弁護士、ホスピスの職員、友人や家族など、突然連絡をしてくる人たちに会うことには莫大なエネルギーが求められます。そしてさらに「この薬は何だろう」「この処置をすれば、どうなるのだろう」「ここにあと、どれくらいいることになるのだろう」というような疑問をすべて解こうとして、複雑な情報を整理することにエネルギーを費やしています。

死にゆくことは、悪天候や、極度の暑さや寒さを伴う激しい気候のようなものかもしれません。私たちは、おそらくそのプロセスのなかで傷つき、また他人を傷つけています。未知の領域に入っているため、死は、まったく思いもよらない予測不能な状況を生みだします。そのなかで私たちは追いつめられ、みずからの取り組む姿勢が試されます。私たちの役割は、あまりにも多くの場合、私たち自身が成熟する過程を乗り切ったり、苦しむ人に最善を尽くしたりすることを妨げてしまいます。

ケアする立場になることの影がそのいちばん醜い顔を見せ、私たちがこれ以上ないほどの喪失と混乱を感じるとき、そのときこそ私たちは心を開いて自分の抱いている概念を手放すための場所に立っているのです。自分が完璧なケア提供者になりきれないとき、そして死にゆく人の死がそうあるべきだと私たちが思うようなものではないとき、自分自身やその人に対して真に慈悲深くあることができるでしょうか。この火のついた石炭のなかには、知らないということと見守ることを修行し――そして最終的には、存在することを信じる修行をするための深遠な機会が埋もれています。おそらくその後で、そのすべてに対して、さらに対応可能となり、いくぶんかより謙虚で賢明になった自分を見いだすことでしょう。

## 瞑想
## 四つの深遠な思い出させるもの

身体を落ち着けて、呼吸にやさしく注意を向けてください。リラックスして、思考、感情、感覚の流れに巻き込まれてしまわないようにしながら、それらを自覚しているようにします。思考にしがみついていることに気づいたら、プレッシャーを感じることなく呼吸へ戻ってください。

【1】身体のなかに落ち着くことができたら、この人生がどれほど貴重なものなのか思い出してみてください。この人生のなかで、あなたはたくさんの助けとなるものに出会ってきました。すぐれた教師たち、スピリチュアルな生活をおくる可能性、自分を鼓舞し導いてくれる教えなどです。多くの人があなたを助け、あなたも他者を助けることに喜びを感じてきました。苦しむこともありましたが、あなたの人生にはすばらしい瞬間もたくさんありました。あなたの生命が貴重であることを味わい、それをとおして実現できることに感謝し、どうすればあなたが他者を助けることができるのかも理解してください。

【2】では、無常の真実について静かに考えてみてください。自分の心を見つめてください。これまであなたがもっていた考えや感情はどれも、さまざまに移り変わってゆきました。身体もたえまなく変化しています。身体は、いつの日か死んでしまいます。ブッダ、キリスト、ムハンマド――

過去の偉大な教師たちも、みんな亡くなりました。この現象界のあらゆるものは変化します。そして、いつの日か、遅かれ早かれ存在することをやめます。無常は現実です。死は避けることができません。

【3】では、原因と結果の真実についてじっくりと考えてみてください。あなた自身が、両親やはるか昔にさかのぼる先祖たちをふくめて、果てしない因果の連鎖の結果です。人間の祖先より前には、動植物の祖先がいました。哺乳類や藍藻類の祖先以前には、元素がありました。この因果の連鎖に終わりはありません。あなたのもつ関係にも終わりはありませんし、あなたの過去の行為は、影のように、どこでもあなたにつきまといます。あなたの将来もまた、まさにこの瞬間にかかっています。親切心と慈悲心は善い結果を生みだし、敵意や貪欲は苦しみを生みだすことを考えてみてください。自分や他者の苦しみを減らすためにできることをしてください。他者に対して善きことをおこない、自他に引き起こした苦しみを償うことによって、自分の人生を浄化することができるということを理解してください。あなたはこの苦しみを智慧に変容させることができます。結果として起こることの真実を理解してください。

【4】最後に、苦しみの真実についてじっくりと考えてみてください。苦しみとは、生老病死のことであり、そして望まないものを手にしたり、望むものが得られなかったり、自分が大切にしてきたものを失ったりするということです。あなたはよく、あれやこれやが自分を幸せにしてくれるだろう、最後には平安をもたらしてくれるだろうと感じてきました。良い人間関係、素敵な家、満足のいく仕事——こういったもののために一生懸命に働いてきたかもしれません。しかし、このよう

なものは遅かれ早かれ、いつかはすべてなくなってしまいます。それら自体が、あなたに苦しみをもたらすものにもなりえます。不幸の真実と、苦しみから解放されていることの大きな利益について考察してください。恐れのない人生をおくるということがどういうことなのか、じっくり考えてみてください。不死の悟りは、今まさにこの瞬間、ここにあることを理解してください。現実だと思って握りしめているものを緩め、生じることのすべてに人生を開くことができますか。過去、現在、未来の幻想を見通すことができますか。堅固さ、自己同一性、分離といった参照点を手放すことができますか。あるがままのものにリラックスして開かれることができますか。まさに今この瞬間の人生に飛び込んで、そのすべてを受け入れ、そこから学ぶことができますか。今この瞬間の真実のなかで確信が芽生えるようにします。そのために、そこにいてください。

この集中した気づき、探究の感覚、存在感を体験しながらリラックスしてください。自分は本当は誰なのか、どうしてここにいるのかを思い出してください。

# 第3部

# 一枚の布全体を織りあげる

死にゆく人にとって、変化の儀礼における第三の最終的な局面は、死と出会うという体験です。私たち後に残される者は、当面は日常の世界へと戻り、「知らない」ということ、見守ること、そして、慈悲深い行為という作業をつづけることになります。

三番目の信条である「慈悲深い行為」では、人生のあらゆる断片から一枚の布全体を織りあげ、何も拒まず、起こったことをすべて取り入れることが求められます。これは何を意味しているのでしょうか。僧侶が打ち捨てられた布切れから自分の衣を縫い合わせるように、死にゆく人や、その人をケアし後に悲しむことになる人は、その旅の経験から得られたぼろぼろの切れ端から、一枚の布全体を織りあげます。

ケアする人の道では、相手にとってだけでなく自分自身にとっても、なされるべきことがなされたとき、私たちは癒しを体験します。死にゆく人にとって癒しとは、未知のものへと入っていくことであり、自分を構成していた要素が崩壊していく豊かな不可避性と共にあり、身体と精神をふくめてすべての心配事や重荷から自由になるという、唯一無二の味わいを知ることです。

悲しむ人にとっては、喪失と変化を受け入れることを学び喪失をとおして成熟するとき、癒されることになります。「悲しみ」と呼ばれる失意の感覚——すなわち、いまや目に見えない存在となった他者とのつながり——は、実際には、悲嘆という冷たく濁った水のなかで育まれた蓮の花です。忍耐と敬意をもって悲しみを抱きつづけ、悲しみにのみ込まれることなく、悲しみとの健全な関係を見いだすとき、悲嘆は、謙虚さ、信仰、やさしさとなって花開きます。

これが生きることと死ぬことにおける第三の局面であり、ケアすること、委ねること、嘆き悲しむことからなる完全な真実とひとつになるということです——存在するものの偉大で繊細な真実と一体になっていることの、ありとあらゆる表現なのです。

# 第13章

# 真実への扉——恐れから解放へ

私が死にゆく人びとにかかわるなかで学んだのは、死への道は、どんなときも比べようのないものであるということです。私たちがそれぞれのやり方で生きていくのとまったく同じように、私たちはそれぞれのやり方で死んでいきます。しかしそれでも、死に取り組むことの難しさのなかには、決まって共通の根、恐れという根が存在します——それは、変化に対する恐れであり、自分の分離した自己と、自分が所有していると思っているすべてのものを失うことへの恐れであり、未知の領域に入っていくことへの恐れです。つぎに見ていくのは、死と死にゆくことに対する六つの共通した反応です。これらを探っていくなかで、「まちがった」死に方など存在しないのだということと、また、どんなに難しい状況にあっても解放を見いだすことができるということがわかるでしょう。

## 死を恐れる

死の真実や絶望的な診断にはじめて直面するとき、多くの人が恐れを抱くのは自然なことです。私たちは痛みを恐れ、それをどうしていくのかということに恐れを抱き、自分の能力、所有物、人間関係、尊厳、そして人生をふくめ大切に思っているものをすべて失うことを恐れます。私たちは、未知のこと――自分が消滅してしまうことを恐れます。生活の質がどうなろうとも、生命を維持するために思い切った医学的介入をしようとすることの背後には、しばしば恐れが潜んでいます。

死を生の自然な一部分として受け入れると言うと簡単に聞こえますが、私たちの前に立ちはだかっているのは、上手に死ねるのかということへの恐れであり――上手に生きられるのかということへの恐れです。恐れは、死が近づいてくるとき手ごわい障害になりますが、それはまた味方にもなりえます。なぜなら、医学でほとんど打つべき手がなくなるとき、恐れは死にゆく人とその家族を後押しして、スピリチュアルな面の助けを求めるようにさせるからです。恐れは、本当に大切なものに目を向けるように助け、否応なく優先順位をはっきりさせてくれます。私たちは、恐れのなかに貴重な智慧の種があるのを発見するかもしれないのです。私はこうした理由で、人が死に対してとる態度について価値判断を下さないよう、細心の注意を払っています。それが恐れであっても、否認であっても、悲しみであっても、抵抗であっても、受容であっても、あるいは解放であってもです。

多くの人は、自分の存在の核心部分で恐怖を経験しています。私たちは、自分自身の恐れや他者の恐れに空間《スペース》を与えるようにして、恐れに取り組む修行をすることができます。このように見守ることによって、死にゆく人やそのまわりのコミュニティが恐れに対して良い取り組みができるように助けることができます。そこでは、恐れに向き合い、固く握りしめていた拳を開いて恐れのない受容する心へと導かれます。古くからの知り合いである恐れに立ち会う勇気を奮い起こすことによって、自分の死を本当に生きるための偉大な扉が開かれます。そうすれば、死ぬことへの恐れに満ちた反応ですら、解放をもたらすものになるでしょう。

## 死を否認する

私たちは否認を、困難を前にしたときの不健康な反応として考えがちですが、否認はまた破局的な状況に対して肯定的に適応することにもなりえます。さらに、否認はそれ自身の智慧をもっているとすら言えます。

リンパ腫を患ったメアリーが会いにきたとき、私は彼女の容貌に心を突き動かされました。化学療法のために、彼女には髪の毛も、眉毛も、睫毛もありませんでした。首から張り出した腫瘍は巨大で、彼女は美しい爬虫類のように見えました。

彼女の友人から、メアリーは否認の状態にあると聞いていましたが、私は、彼女の否認が不思議にも光を放っていることに気づきました。最初の面会のとき、メアリーは私に体を傾けて「私は死なないわ」と言いました。その瞬間、私は彼女が真実を言っていると感じました。私たちが確固とした分離した実体であるという幻想を突き破れば、死ぬ者などいないという結論に至ってもおかしくありません。

ある日、メアリーにつながりのある友人のうち、およそ二五人の女性たちが一堂に会しました。私たちはカウンシルを開き、私は「何を感じていらっしゃいますか」と簡単な質問をしました。彼女たちは、苦しみや苛立ちのこもった反応を見せました。私にはこの心優しい女性たちの輪を責めることなどできません。しかし、まちがいなく何かがうまくいっていませんでした。彼女たちを悩ませていたのは、メアリーが「否認の状態にある」ということでした。さらに、彼女たちは頭の中を整理できないまま意気消沈し、友人に対するケアは一貫性のないものになっていました。メアリーとは別世界にいるように思えると同時に、彼女を愛し、死にゆく彼女に最善のことをしようと望んでいました。

私たちは否認の問題について考え、迫り来る死を受容することをメアリーが拒絶していることが、何らかのレベルで、不死性に関する彼女の洞察を反映したものになるような可能性を探りました。ここには、彼女たちが解放されて、メアリーの否認の態度を受容できるようになるかもしれない可能性が秘められていました。

私たちはまた互いに深く耳を傾けあいました。いったん口に出してみると、メアリーの友人たちは、分かち合われた恐れや苛立ちを無視することができませんでした。お互いの話を聞いて、死に対するメアリーの見方をより深く理解しただけでなく、自分たちを慈しむ立場へと方向転換していきました。それから、スケジュールを組むというもっとも実際的な事柄へと進んでいきました。

その後数週間にわたって、すべては以前よりずっとスムーズに運んでいるように見えました。みんな時間通りにメアリーのもとに顔を出し、ありのままの彼女を受け入れることに取り組みました。私もスケジュールの一部に加わり、週に何度か彼女とすごすことに喜びを感じていました。メアリーと私は、音楽を聞いたり、静かに坐ったり、ときには簡単なスピリチュアルな問題について話したりしました。そして彼女は、死を迎えるときまで「否認」の状態に留まりました。メアリーはやすらかに亡くなりました。彼女の最後の言葉は「私は死んでいくんじゃないの」でした。

否認を何らかの病理と見なすのは簡単です。しかし、死にゆくことと共にあるとき、私たちは、それがいつ積極的あるいは治癒的な働きをするようになるのか知らないだけなのです。哲学者のルートヴィヒ・ウィトゲンシュタインは「難しいのは、われわれの信念には根拠がないということを理解することである」(1)と述べています。これが、真の意味で「知らない」ということなのです。心の奥深くでは、私たちはみんな、自分がいつかは死ぬということに気づいています。メアリーがしたように、私たちが否認をとおして希望や智慧の精神を活性化するとしても、それは私たちの勝手です。ある状況では、それが大きな助けとなり、私たちの生活に平安をもたらすことがあるのです。メアリーの場合、私たちはそれを「否認」と呼んでいましたが、おそらく彼女は、自分のなかのある部分は決して死ぬことはないということを知っていたのでしょう。その当時、私にはわかりませんでしたし、何年も経た今でも、結論を出すことができません。彼女の死の瞬間が大いなる平安に彩られていたということを除いては。

## 死を悲しむ

最悪の診断を受けて悲しみや悲嘆の大きな傷口が開いてしまうことがありますが、それは、まだ十分に生きてこなかった人生を失うことが予想されることに対する実際の悲嘆です。以前の章で、進行性の神経膠芽細胞腫の診断を受けたアンのことにふれました。アンは四〇代前半の、創意に満ちた研究者で、医師でもありました。診断を受けたとき、彼女はまさに自分を苦しめることになる腫瘍について、研究プロジェクトの真最中でした――なんという皮肉でしょう。アンは、たいていの場合は勇敢で、客観的になれるときもありましたが、ときに耐えがたいほどの悲しみに襲われていました。

この大変な悲しみは、彼女にどんな恩恵を与えるのだろうかと、私は静かに自問しました。この悲しみは、彼女のまわりにいる人たちにとっても耐えがたいものでした。こんなにもひどい失意のどん底にいる人に対して、誰が慰めを与えることができるでしょうか。みんながそうしようとしましたが、実際には慰められる人など誰もいませんでした。

アンはときどき私に電話をしてきました。私は、電話から溢れてくる彼女の悲しみに耳を傾けました。それはまるで、うす黒い水が内なる深淵からほとばしり出してくるかのようでした。彼女の叫びは、いましがた子どもを亡くした母親や、戦争で夫を殺されたばかりの妻の叫びのように聞こえました。しかしそれでも、耐えがたい悲しみの後には、いつもやすらぎの波があらわれ、海岸の瓦礫を洗い流しました。落胆させるのでも慰めるのでもなく、悲しみの只中にある彼女のために私がただそこにいることによって、彼女は心を整理し、死は避けることができず、夫、友人、仕事、そして最終的には自分の命という彼女にとって大切なものをすべて失うということを、より大きく受けとめることができるようになりました。

ときにはアンの嘆きを見守ることが難しく感じられることもありましたが、そのなかには実際の死が迫りくるとき彼女の心がより大きくなるように心を磨くのを助けてくれる貴重なものが潜んでいることに気がつきました。彼女を慰めすぎたり、気晴らしをさせようとしたりして悲しみを表現する機会を奪っていたら、長年の楽観主義によって表現されないままになっていた彼女の生の一部分を取り上げてしまうことになっていたでしょう。アンが自然な悲しみを表現したことによって、深い慈悲の次元が開かれることになりました——そして、それが彼女の死への案内役となりました。

## 死にあらがう

死を敵として見ると、それと戦おうとする衝動が強烈になってきます。私の友人は、死にあらがいながら、いたるところで自分の最期と戦いました。ほとんど亡くなるその日まで、珍しい治療や、変わった代替医療、チベット仏教の修行、観想、祈り、書き物、仕事など、命を長らえる可能性があるすべてのことをおこないました。彼の戦いは、私たちの多くにとって気持ちを奮い立たせてくれると同時に、とても恐ろしくなるものでした。

仏教の教えでは、人間として生まれる確率は、盲目の海亀が一〇万年に一度、浮かび上がって、海面を漂う黄金のくびきに出くわすのと同じくらい起こりがたいことだと言われています。他者が苦しみを変容させるのを助けたり、みずからが悟りを開いたりすることができるのは、そうした貴重な人間の生のあいだだけなのです。だからこそ仏教徒は死を不可避のものとして受け入れながらも、たいてい、ほかの人たちと同じように、命を長らえるためにできることを何でもしようとします。

この友人も例外ではありませんでした。彼は、死が彼を連れ去るまで死にあらがいました。そして、宣告された余命を越えて生きた数年のあいだに、彼が私たちのじつに多くを助けてくれたのはたしかです。

## 死を受け入れる

私の最初の師は、メキシコのウィチョル族のヒーラー、ドン・ホセ・リオスで、私たちは彼をマツワと呼んでいました。たいへん高齢になったある朝、マツワは山頂にある小屋から出て、一人死ぬために荒野へと入っていきました。彼は、人生で受け入れてきた他のあらゆるものと同様に、自分の死を受け入れました。しかし、マツワの家族はまだ彼を送り出すだけの準備ができていませんでした。数日たってから、家族は彼のしたことに気づいて、彼を探しに出かけました。村から遠く離れた一本の木の下に、彼は横たわっていました――やすらかで、衰弱し、飢餓状態にあり、すべてをあきらめる用意ができていました。彼は村へ連れ戻され、人生に戻ってくるよう説得されました。計画を邪魔されて、マツワはさぞ落胆したことだと思います。彼は死を受け入れていましたが、家族はそうではなかったのです。

このような話は、それほど珍しいものではありません。私はこれまで、蘇生させられて自分の思い通りの死をとげることを許されず、怒ったり失望したりした人たちに数えきれないほど出会ってきました。死を受け入れて死ぬには精神の深い存在が必要とされ、死から救い出されることもふくめて、瞬間ごとに起こるすべてのものを抱きとめることのできる根源的な能力が求められます。

## 解放をもたらす死

おそらくもっとも幸運で、もっとも類い希な死への反応は、解放されて悟るということです。さまざまな霊的伝統では、死を悟りにとっての貴重で強力な機会であると見なしています。悟りが死の瞬間に起ころうが起こるまいが、この可能性のために準備をする修行によって人は人生の真髄にいっそう近づきます。

無常の真実と向き合うことは、私たちが死にゆくことや死との関係を変容するために、もっとも重要な方法のひとつです。私たちが大切にしてきたものはすべてなくなるということを理解することができれば、死をそれほど怖がらなくなるでしょう。私たちには、それが単に自然の秩序であることがわかります。無常を理解することは、それだけで、情念や攻撃性を深く浄化してくれ、他者を助けるように私たちを鼓舞してくれます。禅の法会で話されるように、「あなた方は無常の世界を理解しました。これは稀なこと、想像もできないことなのです」。

悟った死を迎えるのは、偉大な師たちだけではありません。ギゼラは二度にわたってメラノーマ（黒色腫）を経験し、医師たちも、もう手の施しようがないと告げました。七五歳になる彼女は、長年にわたって熱心に瞑想を学んできて、本当に利他的な人になっていました。病気は彼女を悲しい気持ちにさせることもありましたが、彼女は現実的な見方と受容力を備えた力強い姿勢をもっているように見えました。骨髄ががんに侵されたと聞いたときも、ギゼラは静かに淡々と「がっかりね」と言いました。後日、彼女と話していると、彼女は「こんなの思っていたほど大変じゃないわ」と話してくれました。

末期の診断から死までのたった六日間に起きたことは、すべて平安と喜びをあらわしていました。ときおり彼女は死の深海から浮上して、そばにいる人たちに喜びを表現しました。彼女の最後の日々に徹夜で付き添っていた私たちには、彼女が自然な勇気と深いやすらぎを伴って死へと向かっていくのをはっきりと見てとることができました。彼女の身体はするりと離れていき、死の瞬間は輝きを放っていました。彼女が亡くなったとき、彼女の家の上に虹がかかりました。彼女の死後、私たちはさらに三日間、彼女のそばに坐っていました。彼女の身体は、通常とは異なり、瑞々しく美しいままで、唇には笑みが浮かんでいました。私たち全員が、彼女の死では何か途方もないことが起こったことを感じました。彼女が解脱したことは明らかでした。

恐れから自由になった人は、悟りのいちばん深いレベルでは苦しみはなく、生まれることも死ぬこともないということを知っています。それぞれの瞬間が新しく完全なのです――今ここで生まれ、今ここで死んでいきます。すべての現象が流れのなかにあります。無常の波に乗って、諸要素が集まって形となり、そして形のない状態に溶けてゆきます。ある意味、私たちは決して生まれたことがなく、決して死ぬことがありません。

チベットのヨガ行者ミラレパは、死を恐れていました。なぜなら、彼はかつて有害な人生をおくっていて、人を殺していたからです。彼は、死ぬことが私たちの恐れているあらゆることを浮かび上がらせることを知っており、人びとに及ぼした危害が彼の生を責め立て、その生まれ変わりを決定することを恐れていました。彼は、手遅れになる前に自分の真の本性を知りたいと願いました。多くの修行を積んだ後、ついに彼は、死の恐れを抱いたことによって雪を頂いた山に導かれたのだと言えるようになりました。彼はそこで死の瞬間の不確実さについて瞑想したのです。こうして彼は、心の本性という永遠の拠り所へとたどり着き、恐れは彼方へ消え去りました。

このときミラレパは、恐怖に対する真の勝利を経験しました。私たちが自分の真の本性——生死のない絶対的な空間——を知ると、相対的な存在であるこの身体のなかに、それを失うことを恐れることなく住まうことができるようになります。私たちは、恐れ、否認、悲しみ、あらがい、そして受容さえも後にして、真の解放へと達することができるのです。これが、悟った死に向けての私たちの修行です。

## 瞑想
## 歩く瞑想

ある日、私は父と病院の廊下を歩いていました。そこは父が死を迎えた病院でした。呼吸療法士は、父と私がとても仲がよく、私が父を励まして長年使いこんだ骨を動かし、呼吸をうまく整えるだろうと思っていました。私は右腕を父の体にまわし、彼の呼吸に合わせて、ゆっくりと歩き始めました。一歩ずつ注意深く廊下を進み、呼吸をし、父の呼吸のペースに歩調を合わせました。これは、もろく美しい父に腕を回すことはしていませんでしたが、私が毎日自宅の禅堂でおこなっていたことでした。

歩く瞑想は、心と呼吸と身体をひとつにする修行です。腰のところで手を組み、坐る瞑想のときと同じように、体を落ち着かせます。肩の力を抜き、顔はリラックスさせ、背骨をまっすぐにし、体の奥深くから呼吸をします。それから一歩を踏み出します。まず息を吸って、左足からやさしく踏み出します。足が地面に着くときには、息を吐き出しているかもしれません。呼吸と共に、注意を足に沈みこませるようにし、息を吐き切るとき、堅固さと今ここにある感覚を感じとります。つぎに息を吸い込むまでのあいだひと休みして、手放す感覚を味わうようにします。

つぎの吸う息で、今度は右足を踏み出します。本当に心を落ち着かせたいと思うときがあるかもしれません。そんなときには、かかとが床に着き、それにつづいて足の親指の付け根のふくらみ（母指球）が床に着き、そして、つま先が床にふれる感覚に細かく注意を向けるようにします。足のつま先が床にふれるのを感じたら、その呼吸が完全に終わるまで立ち止まり、ただそこにいることの力強さを感じることができます。

これが一呼吸で一歩進むという練習です。ビルマで教えられているように、もっとゆっくりおこなってもかまいません。吸気と呼気に合わせて、ゆっくりと注意深く足をもちあげます。それから吸気と呼気に合わせて、足の親指の付け根とつま先をゆっくり床に着けます。あるいは、もっと早く歩いてもかまいません。吸う息で一歩を完了し、吐く息でもう一歩を完了します。速度には関係なく、歩き方は普通にします——つまり、足を地面から高くもち上げたり、途中で足を宙に止めたりはしません。歩く瞑想をとてもゆっくりしたペースでおこなっているときには、かかとを床から離しても、母指球は、吸って吐くサイクルが完了するまで地面に着けておくようにします。

屋外や病院の廊下を歩いているときに歩く瞑想をしたくなったら、まずリラックスしてふだんの呼吸をし、吸う息で二歩、吐く息で三歩進むようにしてみます。あなたの一回の呼吸にちょうどよい歩数を見つけてください。

ベトナム人の師であるティク・ナット・ハンは、歩く修行をするとき詩的な言葉を併用するように弟子たちに勧めています。私は屋外では「歩む（一歩）、緑の（一歩）、大地を（一歩）」と言います。廊下を進むときは、ただ歩数を数えるだけにするか、「一息、一歩」と声に出さないで唱えます。そのときに合った詩偈《しげ》を作るときもあります。たとえば、父と歩いているときは、「ありがとう（一歩）、お父さん（一歩）」と唱えていました。

ネパールから来た若い弟子は、六歳の頃から僧院で暮らしていましたが、歩く瞑想を一度もおこなったことがありませんでした。この修行をするとたいへんすっきりするので、彼は本当に驚いていました。私はときどき、医師や看護師たちにも、病院内を移動するときの慌ただしく忙しない歩き方を変える助けにするようにこの瞑想法を勧めています。また私は、この実践が高齢者や、移動する必要のある病人たちにも、すばらしい恩恵をもたらすことに気づきました。お年寄りや、虚弱な人たちと一緒に歩くことは、あなた方を新たに親密な仕方で結びつけてくれ、深い信頼感を生みだしてくれます。

(1) Ludwig Wittgenstein, *On Certainty*, § 166, trans. Denis Paul and G. E. M. Anscombe (Oxford, U.K.: Blackwell Publishing, 1996), 469.

# 第14章

## 道を抱きしめる——私たちはどのように思い出し、評価し、表現し、意味を見いだすのか

私の友人のスティーヴンがいよいよ死への初期段階に足を踏み入れた頃、彼は私に、鼻から酸素を送り込むためのチューブに対する懸念と苛立ちを述べた手紙をくれました。私は彼に、次のような返事を書きました。

親愛なるスティーヴン

あなたは傷つけられ、この辛い道のりをずっと旅してきました。これまでたくさんの人を助け、たくさんの人のためにそこにいて、今あなたは肺から締め出されて息がしにくい雰囲気のなかで死に直面しています。どんなにひどいものであっても、瞬間ごとの真実を受け入れるように

と、あなたは私に教えてくれました。そうした瞬間があなたに差し出されて、拒むことはできないのですね。
仏教では、死について考え、死について瞑想し、死を待ち望みます。そして死が近づいてきたとき、私たちの勇気が試されます。
あなたがどんな期待も抱かないようにと祈っていますが、あなたが経験するものがどんなものであっても、「解放の瞬間は自由への偉大なる門である」と言われていることもわかっています。私は、そう言われていることが真実であることを望んでいます。私はそれを信じていますが、証明されるのは、私たちがそれを経験するときなのです。

愛を込めて、ジョアン

親愛なるジョアン
僕は死を歓迎するよ。嫌なのは、死んでいくことなんだ。どうやったら、それをもう少し楽なものにできるんだろう。
ごちそうを運んでくれてありがとう。

スティーヴン

親愛なるスティーヴン
最高の食事というのは、この生を構成しているすべての要素からできています。酸っぱいものも、苦いものもあるわ。

どうしたら死んでいくことをもう少し楽なものにできるのか、尋ねているのね。本当のところ、私にはわからない。でも、簡単な助言があります。

小さなことに平安を見いだす。

あなたの人生、あなたがしてきた善いことをすべて認めてあげる。これは本当に大事なことです。

他の人たちがどんなふうに苦しんでいるのか考えてみる。たぶんあなたと似ているかもしれません。慈悲は宝箱です。

まわりの人たちと仲よくする。

でも真実は、最善を尽くすということだけです。遅かれ早かれ、何とかして私たちは死を駆け抜けてゆきます。

死にゆくこととの地平線は、私たちがそこを通りすぎて行くときには、本当に小さく見えるだろうと思っています。しかし、それは「天の川」を包み込み、私たちの本当の姿である限りないものへと連れ戻してくれます。

愛するスティーヴン、あなたが苦しい死を迎えているということを受け入れるのは難しいことです。それがもっと違ったものであってくれたら、と願います。

そして、これが現実なのね。生《なま》で、予測することができないものなのね。

あなたのために心より祈っています。

ジョアン

親愛なるジョアン

カルマの運命が許してくれるなら、「天の川」に加わる前に、もっと質問するために君のところに戻ってくるよ。

君の慈悲を心のなかでとても深く感じるよ。それに、君の智慧を無視することはできない。君が「苦しい死を迎える」という言葉で何を言おうとしたのか、僕にはわからない。僕は、虫とか、ヒョウみたいに死んでいくべきなんだろうか。どちらも、なかなかいいけど。君は、僕が「あの素敵な夜に静かに入っていく」べきだと言っているのかな。

こんな灰がどうして撒かれたのだろう。彼女や家族、子どもたちや孫たちについてはどうだろう。君はいつもカルマについてすばらしい先生だった。

僕も君のために心から祈っている。

スティーヴン

これ以上書くエネルギーは、彼には残されていませんでした。彼の肺はゆっくりと詰まって、それで終わりになりました。彼が死を迎えたとき、ホスピスの医師と彼の妻が、彼に合わせて呼吸をしました。彼はヒョウのように息を引き取ったと聞きました。

スティーヴンは、みずからの生と死の意味を知りたいと願っていました。死が近づくにつれ、彼は、そこに何があるのか理解しようと、人生で起こったことをふり返りました。そして、人間関係や自分の愛した詩や歌のなかに意味を探し求めました。私には、彼が満足のゆく答えを見つけたのかどうかよくわかりませんが、こうした意味の探求は決して珍しいことではないということを知っています。死にゆく人の側には、見返し、評価し、みずからの人生の意味を見つけだしたいという欲求がよく見られます。死にゆく人にそれができ、この課題をやりとげるなら、死にゆくその人だけでなく残される人たちにとっても驚くほどの癒しがもたらされます。

孫がベッドサイドに腰掛けて、おじいさんが自分の人生を語ることに耳を傾けています。彼の言葉をテープレコーダーにとって、その歴史を保存すれば、語りには尊厳と重要性が与えられます。ある家族では、乳がんで死に向かっている母親がその人生をふり返るスクラップブックを作るのを手伝います。作業が進むにつれ、彼女のベッドは写真や友人、子どもたちでいっぱいになります。死にゆく人とその家族や友人で、小さな祭壇が組み立てられます。祭壇は、よく生きられた人生の宝物で飾られます。善良なアルツハイマーの男性は、心がゆっくりと、しかし確実に黄昏に沈んでいこうとする合間に、妻に自分の気持ちや真実を打ち明けます。彼の観念的な心の働きの最後のまたたきが暗闇に消えてしまっても、妻はその空虚感をくぐり抜け、彼女が書くものをつうじて彼の言葉や知恵が生きつづけることを夫に確信させるでしょう。死にゆく患者が病室にビデオカメラを置いてほしいと頼みます。彼女はビデオに向かって語りかけ、死に向かうことがどういうことなのか、生きることがどういうものだったのか話します。彼女の死から数年後、その妹が、死に至る病を患う人びとのためにホットラインを開設します。彼女は、死にゆく人にとって、人に話を聴いてもらうことがいかに大切で――残りの私たちには、耳を傾けることがいかに大切なのかを知っているのです。

禅ホスピスの設立者フランク・オスタセスキが、サンフランシスコのベイエリアにあるホスピスにボランティアにやってきた、髪の毛が緑色で耳にピアスをつけた、今どきの若者についてすばらしい話をしてくれました。ホスピスでのボランティア活動に参加するように特に勧められることもなかったのでホスピスから立ち去ろうとしていたとき、若者は出口で若い医師に出くわしました。どこに行くのかと医師が尋ねると、若者は、ボランティアにきてみたものの、それが良かったのかわからないと答えました。「君は何をするのが好きなの」と医師が聞くと、若者は自作映画を作るのが好きだと話しました。そこで、抜け目ない医師は、ホスピスの病棟でそれを試してみるようにと彼を誘いました。

何が起きているのか誰もよくわからないうちに、その若者は患者たちをビデオに撮り始め、「もしホスピスから出ることができるなら、どこに行きたいですか」と尋ねました。ある人は浜辺と答えました。ある人は地元のバーをあげ、またある人は、前に住んでいた家に行ってみたいと言いました。そこで若者は浜辺へ行き、寄せては返す波をフィルムに収めました。また、死が近づいている女性のお気に入りのバーに行き、彼女がいつも頼んでいた飲み物――マイタイを注文しました。そして、三番目の患者が以前に住んでいた家を、そこには別の人が住んでいましたが、何とか頼み込んでフィルムに収めました。最後に彼はホスピスに戻ってきて、患者たちや、ケアにあたる人たちがいるところで上映会を開きました。フランクによると、ビデオはちょっぴり型破りだったそうですが、誰もがすばらしい時間をすごしたそうです。

私自身の父にいよいよ死が近づいてきたとき、彼は、妹とその子どもたち、そして私を呼んで、自分の人生のことを、かけ足で話して聞かせました。父は戦争体験を一度も話したことがありませんでしたが、今はその時でした。六〇年間つきまとっていた記憶を、父はようやく手放しているように見えました。また、ビジネスで成功した話で私たちを楽しませ、母への愛の物語で私たちを魅了しました。私たちは身を乗り出し、父の話についていくのが精一杯でした――それはまるで、彼の一生を早送りで再生しているかのようでした。

私たちは本能的に、父が自分のすごした年月をふり返る機会を本当に欲しているのだと感じ取りました。また、私たちは、父の話に純粋に興味をもっていました。あるとき、私は一晩中父と一緒に起きていたのですが、ほんの少しのあいだ下を向いて休んでいました――しかし、何分もしないうちに、父は私に「起きて自分の最後の話を聞いて祝福をしてほしい」とせがみました。私はへとへとでしたが、父が本当に求めていることをやっと話すことができるようになり、父のために私たちがその場にいられることをうれしく思いました。私たちは、父が愛とエネルギーと尊厳をもって人生をおくってきたと総括するのを聞きました。父はおそらく初めて、自分がどれほど与え愛してきたのかわかったように見えました。私たちもみんな、父と一緒に、そのことを感じとることができました。

私たちが耳を傾けることによって、父は自分の人生を思い起こしながら、意味を発見し、感情を解消し、死にゆく体験のなかで目的意識が芽生える機会を得ました。しかし不思議なことに、彼の語りは、とても力強く私たちを救ってくれました。強烈に親密さをたたえた輪が父のベッドをとり囲んでいるなかで、子どもたちと妹と私は、父の存在と言葉をとおして、父に対して、また互いに対して、大いなる愛と感謝を感じました。エネルギーが尽きると、父はだんだん静かになり、死が近づくまで沈黙の世界にすべり込んでいきました。

死とかかわる、この不思議な力をもった取り組みをしていくなかで、表向きは亡くなる人を援助することが、生き残った人びとにもっとも奥深く長続きする恩恵をどのようにしてもたらすのか、くり返し目にします。私たちが世話をしようとやってきて、死にゆく人の物語や人生の要約を聴くためにそこにいると、全世界と同じくらい大きな慈悲の心が呼び起こされ、それが私たちのあいだで育まれ、私たちを祝福してくれます。

父がいよいよ死に向かっているとき、私はそのようなやさしい心を自分のなかに感じていました。そうしようと思ったわけでも、意図して引き出したわけでもありません。私の側に何か特別な能力があったわけではありません。そうではなく、父がひどく苦しんでいるときに、ただ自然に手が動いて世話をしているだけでした。父が最期を迎える夜、私は枕元に坐っていました。父の両腕は激しく振り回したため、あざや引っかき傷ができていました。唇や舌を噛んだせいで、口からは血が流れていました。私には、父を抱きしめ、父が私に示してくれた愛にくり返し感謝することしかできませんでした。何か父を慰めることができたとすれば、それはただ限りない感謝だけでした。ほかには何も言葉が見つかりませんでした。死という最後の平安が訪れる前、ひどくむち打たれるかのような苦しみを私たち二人が乗り切ることができたのは、ひとえに「ありがとう」と感謝の言葉をくり返していたからです。

父の頭を抱いて耳元でささやきかけたとき、話していたのは私ではなく世界の心でした。それがわかったのは、ずっと後になってからのことです。そのときには何も考えられず、打ちひしがれて感謝にみちた心が湧き起こるだけでした。逆説的ですが、私たちが死にゆく人のために完全に自分自身をさらけ出すときにはいつでも、まさにこの打ちひしがれた状態から苦しみのなかに意味を見つけたり、つながりを感じる小さくて単純な瞬間に意味を見いだしたりしながら、「完了」という布全体を縫いはじめることができるのです。

## 瞑想
## 呼吸をとおして手放すこと

リラックスして安定した坐る姿勢に移りながら、身体を落ち着かせます。しっかりとした背中とやわらかい正面を整えます。こうして瞑想している理由を思い出してください。親切と利他の心を養ってください。

注意をやさしく呼吸に向けます。自然に心地よく呼吸するようにします。鼻から息が入り、出ていくことに気づいていてください。

息が入るとき鼻にふれる感覚に注意を向けます。注意をこの一点に、やさしくとどめます。もし注意を向けているこのポイントを見失ってさまよっているのがわかったら、呼吸に意識を連れ戻します。

呼吸をしていると、思考や感情や感覚がわいてきます。それは自然なことです。砂浜に打ち寄せる波や、散っていく葉のようなものです。こうした現象をつかみ取ったり、それに同一化したりする必要はありません。それが起こっていることを受け入れ、主たる注意は呼吸に向けておきます。呼吸の質にも気づくようにします。息は長いでしょうか、それとも短いでしょうか。浅いでしょうか、深いでしょうか。息が鼻に入ってくるところに主たる注意をとどめながら、呼吸の質に触れ、それに気づくようにします。

ありのままの瞬間と共にいるようにします。何かをしようとしたり、この体験から何かを得ようとしたりしないでください。生じてくるものは何でも受け入れ、注意が呼吸にとどまっているようにします。

注意が、いま体験している呼吸の感覚に入り込んでいくようにします。思考が浮かんできたら、ただ頭のなかにあるその存在と動きに気づいて、呼吸に戻ります。思考をもてなす必要はありません。思考が生じてはすぎ去っていくままにします。

感情や感覚についても同じです――瞬間ごとに、思考、感情、感覚が私たちの体験のなかに生じます。そしてすぎ去っていきます。それらが生じては、空《くう》のなかに消え去っていくようにします。何もする必要はありません。ただ注意をやさしく呼吸にとどめておきます。

私たちが自分であると感じているものも、空から生じ、空へと消え去っていきます。どんな考えにも説明にも執着しないでください。固定したアイデンティティという感覚を手放し、ただ呼吸の流れと共にいます。

私たちの体験することとは、それが身体に起こることであれ、心に起こることであれ、世界に起こることであれ、すべて生じては消えていきます。ただ呼吸の流れにやさしく注意をとどめ、あなた自身の人生をふくめ、現象が生じては、とどまり、そしてすぎ去っていくがままにします。

# 第15章

# 人生のあいだ、人びとのあいだ——いかに許し、和解し、感謝し、愛するか

ドナルド・レイは、肺がんで死が近づいてきたとき、自分の父親と話をさせてほしいと頼んできました。二人は長いあいだ互いに顔を合わせることも、口もきくこともありませんでした。ドナルドは若くして家を出ました。父親がアルコール依存症で、彼に身体的な虐待をしていたからです。ところが死が迫ったとき、ドナルドは、虐待がすでに遠い過去のことであると悟り、父親もまた苦しんでいたのだと突然理解しました。ドナルドは、いま父親と和解しなければ二度とその機会は訪れないと感じたのです。

奇妙なことですが、私たちの人生のすべて、私たちの内なる智慧は、私たちに手放してリラックスするように語りかけ、人生をコントロールしようとする恐れにみちた努力を放棄するようにと語

りかけてきます。一方で、文化的な条件づけや個人の歴史は、人びとや経験や達成したことにしがみつくようにと警告を発します。「絶対に何も手放すな——そうすれば幸せになれる」とささやく声がします——それはときには、叫びになります。こうして私たちは一生、内なる深い智慧と、しがみつきコントロールせよという文化からのメッセージとのあいだの戦いに明け暮れます。とりわけ、死と共にあるときには、信頼することに立ち返り、内なる真実の声にまかせるときなのです。

許しは放棄のひとつの形ですが、死が近づいてきたときには、とくに意義深いものになることがあります。ドナルドが自分にあまり時間が残されていないと知ったとき、突如、和解することが重要性を帯びてきました。彼と父親は、何十年もの沈黙の時を経て再会しました。後にドナルドは、この再会が許し以上のものだったと親しい友人に語りました。彼は、父とすごした短い時間を表現するのに、「あがない」という言葉を使いました。

このような許しを促進することは本当に強烈な体験となることがあり、信頼と存在が求められます。ケアに従事する人間として、私たちには非難や誤解で永らく引き離されていた両岸をつなぐ橋となることが求められ、喪失を予期して生じた傷心の修復を手伝うことが求められます。おそらく、私たちがものごとをありのままに静かに受け入れることに影響されて、死にゆく人たちも、ずっと抱いてきた怒りや悲しみを許し、手放す方法を見つけだすかもしれません。許しは、あとに残された人たちや、その人たちの悲嘆の体験をふくめ、あらゆる人に重大な変化をもたらします。

感謝や愛を表現することに加えて、許しと和解の場所を作ることが、悲しみや後悔、怒り、失意を変容させる助けになります。人間関係をめぐってこうした行為がなされると、死にゆく人に残っている恐れや不安、動揺、家族や友人や恋人に関する失意の念や不全感を手放しやすくなります。

興味深いことに、私たちはたいてい、自分が死ぬまでに、途絶えてしまった人間関係を修復したり、古傷を癒したり、まわりの人たちと仲直りをする時間があると考えています。しかし、こうした課題を果たさないまま、突然死んでしまうことがないなどと、どうして言えるでしょうか。死が近づいたときに、認知症やアルツハイマーを患っていれば、自分が誰かわかっているかどうかさえ定かではありません。第6章にあげた「九つの観想」と、死の避けがたさについて思い出してください。死はいつ訪れるか、まったく不確かです。この真実を覚えていれば、優先順位を入れ替える助けになります。そのあとに出てくる第五の観想では、私たちには死の原因が何であるか知ることなどできないということに気づかされるでしょう。この先、関係性を大切にしてみるのもそれほど悪いことではありません。もし突然死んでしまうこともことなく、十分に説得力をもっていて、感情的にしっかりしていれば、おそらく私たちは、許して愛を差し出すという幸運に恵まれることでしょう。しかし、現時点でこれらの課題について考えてみるなら、私たちは、もっと愛情深い生活をおくり、後悔することを減らし、より多くのものごとを完了し、そして祝うといったことを先送りにすべきでないということに気づかされます。まだできるうちに、いますぐ直ちに私たちの人生に感謝し、私たちの大切な人間関係に感謝するのがいちばんよいのです！

しかし、死にゆく人にまだ時間があるなら、ケアを提供する人は、その人の対人関係の問題を修復する援助ができます。非常に多くの場合、あとに残された人には果たし切れなかったという思いがつきまとい、なかなか癒えることのない悲嘆を長引かせる傷が残り、それが日々の生活をほろ苦いものにします。あらゆる裏切りを癒し、許し許される機会が得られれば、死にゆく人はもっと楽に手放し、何の障害もなく広々とした空間のなかでくつろぐことができます。

多くの霊的伝統のなかで、死にゆく人の最後の思いは、たいへん深い意味をもつと言われています。私たちが許しに注意を払うなら、死にゆく人の人生であった良い出来事にもっと近づくことができ、その人に過去の有益な側面——その人が愛した人びとや、彼らに感じている感謝といったものを思い出させることができます。そして、その人が心を穏やかにし、平安を見つけだすことを助けられます。その人にとっていちばん価値のあるつながりを思い起こせば、死にゆく人はくつろいで、その人の地平が開かれるもしれません。そして、明晰さや価値の感覚を増大させ、苦しみや後悔に彩られた体験を減らせるかもしれません。

死にゆくときの人間関係の課題は、もっと捉えがたく、ケア提供者にとっても直観しにくいものかもしれません。とらわれすぎずにアプローチするためのひとつの切り口は、その患者が自分の死に立ち会ってほしいと願っている人は誰か、ということです。

ケアする人が部屋を離れているあいだに亡くなるということは、驚くほど頻繁に起こります。その人たちはただやすらかに一人で死んでいきたかったのだと思います。みんなが部屋から出ていくまで待ってから逝ってしまう人を、私は何度目にしてきたことでしょうか！　そのような人はおそらく、自分を生につなぎ留めている注意のすべてから自由になりたいのでしょう。肯定的なものであれ否定的なものであれ、家族に対する強い愛着を感じるからこそ、家族が死に立ち会わないことを望む人もいます。彼らはおそらく、家族が優雅な旅立ちを妨げるだろうと感じ、思いやりのある他人のなかや、一人で死ぬほうが楽だと感じているのでしょう。きっとそうでしょう。もしそうなら、その家族はこの決断を受け入れるために多くの支援を受ける必要があります。

ある男性は、自分の家族がエイズで死んでいく自分の世話をすることに耐えられないだろうと感じていました。家族が訪ねてきたとき、彼は家族がそこにいることに動揺して、疲れきってしまいました。それに家族は、彼の病状の悪化を知って取り乱していました。私は家族に向かって、彼は家族もふくめて自分の人生と彼が大切にしてきたものをすべて少しずつ手放しているところだと思うと、静かに話しました。この家族の息子である彼は、さよならを言う機会がもててうれしく思っていましたが、自分の身体がゆっくりと崩壊していく姿に家族が苦しむことを望んではいませんでした。自分の家族でない人たちと一緒にいた方が、もっと楽に手放すことができました。家族はそれを理解して、少しほっとしたように帰っていきましたが、これから訪れる悲しみに対処する別の方法を探すことになりました。

誰かの胸に抱かれて死にたいと思う人もいます。親友の腕のなかで亡くなったイッサンがそうでした。その一方で、誰にも触れてほしくない人もいます。そういう人は、ケアする人がただそこにいるだけにしてほしいと思っています。ケアする人が部屋を離れるまで待つ人もいます。一人で死ぬことが、彼らには必要だったからです。家族全員が揃うことを望む人もいます。腎不全で死の淵にあった若いアフリカ系アメリカ人男性が末期の昏睡状態に落ちていくとき、家族全員が病院の彼のベッドをとり囲んでゴスペルを歌っていました。死にゆく過程を自分の手で完全にコントロールしたい人もいます。「助けは不要です」と。死んでいくときにずっと話しかけていてほしい人もいます。あるケア提供者は「あなたと一緒に行けるところまで行くから」と、自分が担当している死にゆく患者に言いました。深い沈黙がもたらしてくれる恩寵と自由を望む人もいます。

人間関係の課題は、文化的な違いに左右されることもよくあります。したがって、他の文化圏出身の死にゆく人やコミュニティを支援するときには、異文化に配慮する感受性を育まなければなりません。数多くの異なる習慣、文化的に決められたニーズ、病気や死についての見方、介入の仕方、ジェンダーや年齢の問題、ケア提供者と患者の関係のニュアンス、信念体系、コミュニティに対する関係を形づくっている宗教的・霊的な実践といったものがあります。それを知っていなければ、文化的に決められた境界や個人的な好みを侵して、相手を簡単に傷つけてしまいます。死にゆく人は、家族と和解するのと同じように、みずからの文化的背景とも和解しているところかもしれません。

私は、死と共にあることに対する多くの処方箋が長年にわたって手元にあったことに感謝しています。しかし、実際に死にゆく人の傍らに坐っているときには、こうしたすばらしい教えをいったんすべて脇に置いて、深呼吸して落ち着き、その瞬間の真実に導かれるようにしなくてはなりません。死にゆく人に先導してもらうようにすれば、何がその人にふさわしいことなのか、誰にそばにいてもらいたいのか、誰と仲直りをしていちばん深く親密な感謝や愛の感情を表明する必要があるのか、何らかの形で教えてくれることでしょう。

## 瞑想
# 関係を変容するための「無量心」

つぎに紹介する「無量心」（限りない心の住処）については、あなた個人にとって意味がある言葉を選んで、実践に役立ててください。好きなように作り変えたり、独自のものを作ったりしてもかまいません。もちろん、ケアにあたる側の人も使ってかまいません。

まず、坐っても横になってもかまいわないので、できるだけ心地のよい姿勢を見つけてください。身体を落ち着けるために、二、三回、深呼吸をします。呼吸に注意を向けて、それに合わせて、あなたの選んだ言葉を、声にださずに唱えてみます。さらに、呼吸をアンカーにすることなく、言葉にだけ注意を向けるように試してもかまいません。無理強いをすることなく、ただ唱えていることの意味を感じとるようにします。

・ほかの人にも、私自身にも、私が死んでいくことを隠さずにいられますように。
・ほかの人の愛と慈悲を、受け取れますように。
・私がしてきたまちがいや、やり残してきたことを許せますように。
・私が傷つけてしまった人たちが、私を許してくれますように。私を傷つけてきた人たちを、私が許せますように。

・慈しみの心が、私をケアしてくれる人たちと私を支えてくれますように。
・私と生きとし生けるものたちが、平安のうちに生き、死んでいけますように。

# 第16章

# 一大事——正しい道はひとつではない

むかし若い禅の修行僧が京都の町を歩いていると、誰かの叫び声が聞こえました。彼は、声のした方に大急ぎで駆けつけました。そして目の前の光景に呆然としました。彼の師が盗賊に殴り殺されようとしていたのです。若い僧は、どうすることもできませんでした。盗賊は逃げ去り、師は彼の目の前で死んでしまいました。

修行僧は、自分の師の死が怖かっただけでなく、悟りを開いていたはずの師が叫び声をあげて死んでいったという事実に恐怖を覚えました。彼は、つぎにやってきた師が「どうしたのか」と尋ねるまで病的にふさぎ込んでいました。彼はすべてを打ち明けました。新しい師なら、死んだ師の振る舞いを否定してくれるのではないかという期待もありました。しかし驚いたことに、師はうなずいて、修行僧に言いました。「殴り殺されそうなときに叫び声をあげるのはまったくもって自然なことだ！」と。

私たちはこれまで、死に対する一般的な反応のいくつかを見てきました。死を恐れる、死を否認する、死を悲しむ、死にあらがう、死を受容する、死を解放の契機とするなどです。しかし、人が自分の死とかかわっていく方法は実にさまざまで、あっという間に変化することもあります。死と共にある私たちの仕事は、もっとも受け入れられていない、受け入れがたい死に方でさえも受け入れ、それらも正常だということを悟ることです。ちょうど、叫び声をあげながら死んでいった禅の師の場合のように。私たちはこれを「誕生と死の波」と呼びます。この波にのみ込まれることなく自由に乗りこなせるようになることが私たちの課題です。死にゆくことは、強烈な精神的・霊的な体験をはらんでいます。気持ちよく啓発されることもあれば、とても不快なこともあります。死にゆく人が壁にぶつかったとき、私たちは、死にゆく過程の過酷でむき出しのザラザラした面と取り組む用意ができていなければなりません。たとえば、苦痛、強迫的な苦しみ、否認、陰性と陽性の転移、抑うつ、怒り、非難、恥、裁いてしまう心、幻覚やヴィジョン、混乱、恐れ、予期悲嘆や喪失をふくんだ悲嘆といったようなものです。こうした体験というのは、本当のところ、死を生の究極の瞬間として受容することなのであり、どん底体験こそ私たちが学ぶべきところだということをなんとかして理解することなのです。

死へと向かう道が、私たちの期待通りにはいかないことはよくあることです。知り合いのホスピス看護師は、母親が亡くなろうとしているとき、家で彼女の傍らに坐っていました。母親はいつも陽気な人でしたが、死が近づくにつれて、どんどん怒りに満ちていきました。母親が怒りで叫び声をあげだすと、娘は心底震えあがりました。しかし、彼女は存在の核心部分で、母親の激しい怒りに反応するよりも、ただ母親の怒りを見守るべきだと感じていました。四日間の悲惨な日々の末、母親は、突然力が抜け、微笑んで平安のうちに亡くなりました。

この看護師は後になって、「もし施設に入っていたら、母はきっとその怒りを薬で抑えられていたでしょう」と語ってくれました。彼女は、母親の極端な怒りの表現を許したことに迷いがなかったわけではありません。しかし、ふり返ってみると、それが母親の人生をつうじて封じ込められてきた怒りであったことを、彼女は感じとっていました。亡くなった母親の顔に浮かんだ安心して解放された表情を見て、娘は、母が二人にとって最善のことをなしたのだということを知ることができました。

死にゆく人は、強烈な苦しみを経験し、その後、救われたように感じて覚醒することもあります。死にゆく人は、苦しい心理状態、たとえば、怒り、攻撃性、慢心、熱狂、抑うつ、妄想などを体験するかもしれません。私たちは、これらすべてに応えるために、その場に立ち会うことが求められます。こうした心理的体験はときに問題として「処理」され、死にゆく人は心理学的危機に苦しんでいるのだとして扱われることがあります。しかし私たちの多くは、こうした体験が死にゆくなかで当たり前に起こるものであることを学んできました。それは、死にゆくことの地理のなかでひとつの領域をなしていることも多く、ときには有益なことすらあります。こうした尋常ではない体験に耐えることができないのは、通常私たちであって、死にゆく人に投薬するように言い張るのはうろたえて怖くなった家族や友人たちなのです。もちろん、投薬が苦しみを転ずる役に立つこともあるかもしれません。死にゆく人にとって何が一番いいことなのか確認するようにしてください。本人に死の主導権をとらせてあげてください。

さきに、肺の疾患で亡くなったスティーヴンとの手紙のやり取りを紹介しました。次にあげるのは、彼の主治医からの手紙です。彼は、私たちが臨床医向けに開催した専門家訓練プログラムの参加者でした。

スティーヴンは人生でなしたことのすべてを抱えて戦いに臨んでいるかのようでした。最期の日まで、彼はたえまなく酸素を要求しました。彼の呼吸がひどく苦しくなってきたとき（ここでしばらく反応がなくなってしまったのですが）、私たちは酸素のスイッチを切りました。もう数分で亡くなるものとばかり思っていたのです。でも、スティーヴンは違いました。そんなに生易しく死んでいくことはなかったのです。彼の苦しい呼吸は途切れず、数分と思っていたものが数時間にも及びました。家族や友人たちは、ブレイクやワーズワースの詩を読みはじめました。終わることのない長い夜のために準備していたのです。私も共同瞑想をすることを思いつきましたが、それをどうやって実行したらいいのか、想像がつきませんでした。もう遅すぎると思いました。そうして何をしようか考えがまとまらないまま、いまだ終わることのない彼の苦悶を目の当たりにしていると、私は自然に彼の耳元で話しはじめていました。私の額は彼の額にくっつきそうで、手は円を描くように彼の胸をさすっていました。私は彼にリラックスるように、呼吸をゆっくりして楽になるようにささやきました。何分かすると、彼の呼吸のペースは遅くなり、苦しみの様子が改善されていきました。さらに数分が経ったとき、呼吸はさらに遅くなって、明らかに最期が近づいているようでした。私が他の人を呼んで席を譲ると、彼女が耳元でささやきました。彼は静かに、穏やかに息を引き取りました。長く過酷な苦しみが終わり、夜はついに明けました。一人の男が別の世界に生まれ変わりました。

長年にわたって、私は多くのケアの専門家たちに、死の辛い瞬間を目撃したことがあるかどうかと尋ねてきました。「ある」と答えた人は、ほんの少しだけでした。ただし、彼らの経験全体のなかでは、そのような瞬間はあくまで例外的なものであると言っていました。まさに死が訪れようとしているときの苦闘を経た後ですら、課題をまっとうすることはできます。なぜなら究極的に、人間というのは、死ぬことに対してとてもうまく設計されているように思われるからです。私たちの心理的諸機能は、身体がみずからを手放そうとする前にほどけていく傾向があります。しかし、今にも死んでいこうというときに抵抗が生じることもしばしばあります。それを目撃しなければいけない者が愕然としてしまうような旅路の混乱した局面です。このようなときこそ、「知らない」ということと、どんなことであれありのままに見守るという信条をしっかりと支えにするときです。

「知らない」ということと見守ることとは、死と共にあるなかで、長いあいだ私の拠り所であり導きでした。ただし、死との出会いにいかに取り組んできたかを言いあらわすために、それらの言葉を使ったことはありませんでした。一九八〇年代の数年間、私は南カリフォルニアとシアトルのあいだを行ったり来たりして、ジョンとケニーとともにすごしました。彼らは二人ともエイズ患者でした。先に亡くなったのは、ジョンのほうでした。私たちがどんなに彼を愛しても、抱きしめても、援助を提供しても、あまり役に立たないように思えました。彼はただ苦しみ、さらに苦しむようになりました。死に至る直前まで、彼は自分が本当に死んでしまうということを信じられませんでした。ついに彼は認知症を発症し、心を失ってしまいました。彼は過酷な死を迎えました――それは、彼にとっても、そばにいた私たちにとっても辛いものでした。私たちにできることはただそこにいることしかないようなときもある、ということを私は学びました。苦しんで死に向かい死ぬという潮の流れを変えるには、私たちは無力でした。

パートナーを失ったケニーは、ブロンクスにある高級住宅街の小さな部屋に移りました。ニューヨークに行くと、私はいつも彼に会いに行きました。彼のベッドのそばに腰をかけて、自分が死ねるように手を貸してほしいという彼の静かな願いに耳を傾けました。ケニーがなぜ自ら命を絶とうとしているのか、私には理解できるような気がしました。彼は、生きがいを失ってしまっているように見えました。そして大半の時間を孤独にすごしていました。ニューヨークの人気のない街角にある、小さな蒸し暑い部屋で、訪ねてくる人も支えてくれるものもほとんどありませんでした。私のところに引っ越してくるように誘いましたが、ケニーは断りました。彼の姉のいる東海岸に残りたいというのです。最期の日々、私はケニーに対して、そばにいること以外ほとんど何もできませんでした。私たちは一緒に瞑想をし、深い平安の瞬間を分かち合いました。ある晩ケニーは私に「今は一〇月だろう。一一月になったら姉の農場に行って、大地の上に横になって死ぬんだ」と言いました。

そして彼は、その通りにしました。彼は死の時を選び、みずからの命を絶ちました。彼がいちばん愛していたものの近くで、子どもの頃から面倒をみてきた土地でやすらかな最期を迎えました。一緒にいた人たちの話では、亡くなるまでに時間がかかったといいますが、彼はそのあいだずっとそこにしっかりとありつづけたそうです。

しばしば、死と共にあることは、耐えがたいものや、受け入れがたいものを見守り、それを受け入れるということを意味します。みずからの命を絶つというケニーの決断は、私には違和感がありましたが、あえて異を唱えることもしませんでした。私は彼に、何か生きがいになるものをあげることを望んでいました。しかし後になって、ケニーの人生最後の行動については、彼が自分自身にとっても、またまわりの人たちにとっても正しいと感じたことを選んだのだろうと思うようになりました。彼の苦しみは悲愴なものでしたし、命が自然に尽きるのも時間の問題でした。彼は世話をしてくれる人たちに、自分が死ぬときは、その場にしっかり存在していたいと話していました。亡くなるとき彼の意識はほとんど残っていませんでしたが、みずからをこの世に結びつけていた結び目を切った際には、彼はしっかりとそこにいることができたように思います。

私たちは、ケアに従事する者として、死にゆく人ならびにその人のコミュニティと共に、生活の質にかかわる問題を探究する用意ができていなければなりません。それは延命措置をすることや、死を早めることに関する問題をふくんでいます。こうした問題に関する私たちの側の信念や感情は重要なことではないと思います。私たちは信頼関係を築き、人びとがこれらの事柄を安心してオープンに探り、話し合えるようにしなくてはなりません。どのような事前の指示が必要になり、どのように手はずを整えればよいのかを説明することは、とりわけ重要です。蘇生や極端な介入をすることによって起こるかもしれない結果について現実的に知ってもらい、最善の結果と最悪の結果の両方に備えられるように人びとを助けます。また、信頼の雰囲気をつくることによって、家族やコミュニティにも心の準備をしてもらい、彼らが何を選択しても、できるかぎり細やかに平静さをもって、愛すべき死にゆく人を支えたいと思っています。すなわち、しっかりとした背中とやわらかい正面を結びあわせ、鉄の男と木の人形を結び合わせるのです。

私の人生に入り込んできたケニーと同じような話が、もうひとつあります。数年前のことです。ある高齢の女性が、稀にしか起こらない神経の病気で死んでいく自分を援助してほしいと依頼してきました。何ヶ月かして彼女は、できることがどんどん減っていき、痛みが増していくなかで、もう生きつづけたくないと打ち明けました。何ケ月ものあいだ私たちは、やさしく、確固として、彼女にいっそう大きな愛と支援を提供する方法を見つけようと努めました。しかし、みずからの命を終わらせようという彼女の意志はゆるぎませんでした。

彼女は一度ならず自殺を試みましたが、失敗に終わっていました。彼女が薬を大量に飲み込むたびに、パートナーが緊急通報をしました。そして救急隊がやって来て、彼女を蘇生させました。彼女は若い頃に精神科の施設に入院していたことがあり、他人が自分の運命をコントロールすることに深い憤りを感じていたので、助けられると怒りを露にしました。愛情や理性が介入し、この不幸の循環を終わらせられるという類の問題ではありませんでした。どんなスピリチュアルな問題も、実践的な問題も、彼女の人生を前にしては意味をもちませんでした。

私たちのチームとしては気がすすみませんでしたが、彼女に「あなたのことは愛しているし尊敬もしているけれど、自殺の手助けはできない」と伝えました。私たちは「助けを呼ぶ」ことを法的に義務付けられていました。これを受けて、彼女とパートナーは、彼女がつぎに自殺を試みたとしても、私たちにも他の誰にも知らせないということに同意しました。こうして彼女たちは、すべてを事の成り行きに任せることにしました。二人のことをよく知っているので、これは辛い決断だろうと思いました。とはいえ、私たちにとっても、この決断は容易なものではありませんでした。

ある水曜日の朝、電話が鳴りました。あの友人が自殺を試みたのです。今回、彼女は昏睡に陥り、植物状態になりました。彼らが私に電話をしてきたときには、すでに四日が経っていました。私はすぐに彼女の家へ車を走らせました。彼女には意識がなく、完全な混沌のなかにいました。呼吸は乱れ、身体は荒波に浮かぶ漂流物のように揺れていました。

彼女のことをよく知っていたホスピスの看護師と私の助手が、彼女と二人きりでいてあげてほしいと私に頼んできました。「彼女もそれを望んでいるでしょう」と言いました。私はベッドの横に坐り、彼女の手を取りました。目はうつろで、体はよじれ、おびただしい汗をかいていました。私はゆっくりと彼女に呼吸を合わせ、「あなたは愛されていて、もう逝っても大丈夫よ」と話しかけました。呼吸を合わせ、少しずつ、ほとんどわからないくらいに、彼女の吐く息に合わせて、私は声に出さずに、「そうよ」とくり返しました。彼女の呼吸は穏やかになり、次第にどんどん軽くなっていきました。そしてとうとう彼女は、そっと息を引き取り亡くなりました。

ときには、困難な死を迎えようとしている愛する人が必要としているのは、去っていくことを許してもらい、愛されていたということを知ることだけです。教師や身内、友人たちからの祈りや献身や祝福は、雰囲気を変える助けになることがあります。ある友人の父親は、いよいよ死んでゆくときになって友人がつぎのように言うまで格闘していました。彼女は、意識探究の先駆者であるラム・ダスの言葉を引用して、「死は安全、死は安全」と言いました。父親は命綱のように、その言葉にしがみつき、自分を彼岸へと運ぶ筏のようにその言葉を使いながら、息を引き取るまでそれをくり返していました。

もうひとりのケア従事者は、母親の病床で徹夜の看病をしていたとき、主の祈りを筏として使いました。私自身も般若心経を呼吸に合わせて、そっと唱えていることがあります。死にゆく人に向けて、家族がつぎのように励ますのを、私たちはどれほど耳にすることでしょうか。「光に向かっていくんだ」「死んでも万事大丈夫だ」「みんなお前と一緒にいるよ」「あなたは愛されているよ、もう逝ってもいいんだ」。あるいは、もっと簡単に「いままで、本当にありがとう」と言ったりします。私の父が亡くなる前の最後の数時間、私は、父が私や多くの人たちのためにしてくれたことに感謝することしかできませんでした。もし私たちが嵐の中でまっすぐに立っていることができれば、飾らない感謝の言葉によって、真っ暗な瞬間のなかで手と手を堅く結び合うことができます。

死に身をゆだねていくことについて、ヘンリ・ナウエンは、空中ブランコの曲芸師の話をもち出しています。曲芸師の語った秘密とは、空中ブランコから受け手の腕に飛び出していく飛び手のほうではなくて、相手を受けとめる受け手のほうが、見るべき人物だということです。ナウエンは

「受け手こそが真のスターです。……じつは飛び手のほうは何もしていません。受け手こそがすべてを担っています。……飛び手は、腕を広げて、受け手が自分のためにそこにいてくれるだろうと信じなければなりません」[1]と述べています。私はまた「ルカによる福音書」に記されたキリストの最期の言葉「父よ、わたしの霊を御手にゆだねます」を思い出します。祈りやすぐれた言葉は、私たちを向こう岸へと運んでくれますが、向こう岸がしっかりと受け止め抱きしめてくれると信じて私たちが飛ばなければならない瞬間があるのです。

私たちはまた、苦しみを変えようとしたり繕おうとしたりすることなく、苦しみのもとにとどまれるようになる必要があります。自分自身の苦しみのためにしっかりとそこにいることができたときにのみ、私たちは、他者の苦しみや他者が死にゆく過程で出会う困難のためにしっかりとそこにいることができます。心理活動の満ち引きを観察する洞察（訳注：ヴィパッサナー）瞑想の実践は、この能力を養う良い方法です。やさしく正確に、正直に、悪天候であっても、快晴であっても、みずからの体験にとどまるようにします。心の天候が変化していく様子を眺めるなかで、私たちは、苦しみの本質と原因について、また存在の根底においては誰もが苦しみから自由であるという可能性について、何らかの感触を得ることができるでしょう。

偉大な禅の師、片桐大忍老師は、このことをよく知っていました。彼に末期がんの診断が下りたとき、弟子たちは、彼とともにいて何か手助けをしようと方々から駆けつけました。しかし、彼らは、自分の師でも普通の人間が抱える脆弱さを免れないのだと思うと怖くなり、混乱していました。ある日、老師は弟子たちを病床に呼び、こう言いました。「あなた方が私をじっと見ていることはわかっている。禅の師がどうやって死んでいくのか見たいのだろう。見せてやろう」。片桐老師は荒々しく空を蹴り、一大事だとばかりに腕を振り回して叫びました。「死にとうない！　死にとうない！」。そして彼は動きを止め、弟子たちを見ました。「自分がどうやって死んでいくのかなどわからない。たぶん私も恐怖や苦痛のなかで死んでいくのかもしれない。覚えておきなさい。正しい道などないのだ」。

今ここにいる能力を養うとき、私たちは苦しみに心を開き、それを良き状態へと変容させ、みずからの自然な慈愛の心を差し出せるように訓練します。私たちに求められるのは、苦しみを自らの存在の内へ招き入れ、それによって心の鎧がこじ開けられるようにすることです。やさしく広い心が湧き起こり、無私の暖かさと慈悲が目覚めさせられます。助けることはできなくても、苦しんでいる人に愛とやさしさを送ることはできます。それが他人に対してであれ、自分自身に対してであれ。

苦しみが存在することも、死が困難なものになることがあることも、どちらも真実です。そしてさらに、生きとし生けるものが苦しみから解放されうるということも、死が自然で単純でありうるということも真実です。私が死にゆく人の傍らにいるときには、これら二つの次元を同時に感じ取らなければなりません。私のなかの、苦しみをふくむけれども苦しみよりも大きな場所に立って見なければなりません。苦しみからの解放をふくみ、あらゆるものに開かれるほど大きな心から見なければなりません。私は、その人が死と格闘する姿と、その人の偉大な心のどちらも見ることができるでしょうか。その人の物語よりも深い、その人の本性、つまり、その人が本当は誰なのかということを見てとることができるでしょうか。

かつて私は、危篤状態にある母親にすっかり打ち負かされたように感じていた女性の傍らにいたことがあります。母親からすると、彼女は何ひとつ正しいことができていませんでした。失敗したことへの重圧から、彼女の体は縮こまり、小さく身を守っているように見えるほどでした。私は彼女に、私自身が自分の期待を手放すのにどれほど苦労したのか打ち明けました。この女性は、母親の死が「良い」ものになり、自分の仕事が楽になることを望んでいました。しかし最終的に、彼女が取り組んだのは、自分の期待や逃げ出したいという気持ち、絶望感を何度も何度も手放すことでした。それには不断の努力と忍耐、そしてかなりのユーモアのセンスが必要でした。彼女自身の苦しみを手放す前に、まずそれが完全に現実であることを受け入れなければなりませんでした。

結局のところ、他者を助けるためには、私たちは自分自身の激しい怒り、無力感、挫折、疑い、辛さ、恐怖に、親切にかかわらなければなりません。理解やいたわりを妨げている障害にふれなければなりません。私たちは、みずからの苦しみを受け入れることをつうじて、より開かれた親しみと理解ある仕方で、他者の傍らにいることができるようになります。私たちは困難な状況や人びとを遠ざけてしまわないことを学びます。むしろ、私たちは彼らがいる場所で彼らに出会うのです。

これは、死にゆく人びとと共にある私たちの仕事の基礎となります。死が起こるのを避けることはできませんし、死にゆく人が死を受け入れやすくすることもできません。しかし私たちは、死と出会い、そのなかに慈悲を見つけだすことができます。この実践の細部と技巧を育んでください。それは、あなたが息を吸い息を吐くあらゆる瞬間にできることです。私たち自身が個人的に困難な体験をしていれば、それが導きの橋となり、愛する人が困難な死と格闘しているときにも、慈悲心を抱いて恐れのなさを提供することができるようになるでしょう。これが、古の師たちが「誕生と死の波に乗る」と言ったときに意味していたことです。

## 瞑想
## 死と出会う

### 第1部　共同瞑想

つぎにあげる実践には、ボディスキャンの簡略版と、吐く息を強調して息を合わせること、そして最後に誘導イメージ瞑想がふくまれています。これは病院でも家でもおこなうことができますが、この修行でいちばん重要な要素は、死にゆく人とケアする人とのあいだの信頼関係です。この実践は、パトリシア・シェルトンとリチャード・ボアストラーによって開発され、私はケア提供者たちの専門家訓練プログラムにそれを取り入れています。

死にゆく人とおこなうときには、この実践が進展していく途中で生じるどのような欲求にも対応することができるように、誰かに控えていてもらうことが重要です。

死にゆく人を取り巻く雰囲気が心地よく、安全で静かであるようにして、邪魔が入らないようにします。死にゆく人を手助けして、一時間ほどもちこたえられる心地よい姿勢を見つけます。

死にゆく当人に実践について説明します（「これは、私たちが一緒に瞑想することができる方法です。

いくつかのリラクゼーションの練習と、誘導イメージ瞑想が入っています。あなたが身をまかせて、私たちのしていることが役に立つことを願っています」）。この実践は、死にゆく人の欲求や状況に合わせて調整します。照明は暗めにして、死にゆく人が心地よく感じられるように何かで体をくるみます。ケアする人は、死にゆく人と一緒に簡単なボディスキャンをおこないます。まずは頭から始めます。

これは、横になった姿勢でも、坐る瞑想用のクッションに坐っても、椅子に腰掛けてもおこなうことができます。

身体を楽に、やわらかくなるようにしてください。呼吸に注意を向けます。息を深く、下腹まで吸い込みます。全身が落ち着きはじめるのを感じてください。

深い呼吸をしながら、頭の天辺、頭蓋骨、そして頭皮へ気づきを向けていきます。息を頭皮に吸い込んでください。雑念が浮かんでも、ただそのままにしておきます。頭皮に緊張があれば、それに気づいてください。つぎに息を吸い込むとき、あなたが体験していることがどんなものであっても、それを受け入れる空間を作ってください。

では、注意を額に移してください。緊張しているところがあっても、それを受け入れながら、額に気づいているようにします。こめかみに息を吸い入れてください。こめかみに緊張や痛みがあっても、それを受け入れてください。息を吐きながら、体験していることを何でも受け入れてください。

できれば、両眼に手を当てます。眼がどのように感じるか気づいてください。息を吸い込むときに、眼をやわらげることができるかどうか確かめてみてください。息を吐き出すとき、眼の中と周りの固さをすべて解放してください。

鼻から息を吸い込んでください。鼻腔を通って空気が入ったり出たりするのを感じます。つぎに息を吸い込むとき、冷たい空気が入ってくる感じに気づいてください。そして鼻腔を通って息が出ていくのを感じてください。

気づきをゆっくり喉と首へ移してください。どんなこわばりを感じてもそれを受け入れながら、喉と首のあたりに息を吸い込みます。息を吐くとき、軽くその経験にやすらいでください。

肩に息を吸い込みながら、気づきを肩に移してください。どんな重さの感覚でも気づくようにします。息を吸うとき、肩に空間を与えてください。吐くときには、肩を楽にして下ろしてください。

腕に気づきを向けていきます。腕に息を入れ、吸い込み、吐き出していきます。腕はどのように感じているでしょうか。どんなこわばりにも気づいていてください。あなたがしがみつかなければならないようなものは何もありません。手に気づいてください。手を開き、掌を上に向けます。掌のなかにまで息を吸い込んでください。

あなたの気づきはいま背骨にあります。背骨に息を吸い込んでください。吸う息に合わせて背骨が伸びるようにして、肋骨が広がっていることに気づいてください。息を吐き出しながら、背骨が長くなるのを感じます。

胸と肺とに注意を向けてください。できるだけ肺の奥まで息を吸い込み、下腹が膨らんでから胸が膨らむようにし、胸と肺をいっぱいにします。深く呼吸ができるように胸に広がりを与えてください。息を吸い、胸が開き、肺が広がっていくのを感じます。こわばりや、喪失や悲しみの感覚があれば、気づいているようにしてください。これはとても深い呼吸です。

では、心臓に息を吸い込んでください。心臓の中とその周りにある開放感や締めつけられるような感じに気づいてください。横隔膜に注意を向けていきます。息を深く吸い込むと、横隔膜は開くでしょうか。息を吸い、横隔膜を感じて、心臓と肺が広がっていけるように空間を与えてください。息を吐き出すときには、胴の全体に気づいていてください。

胃へと注意を向けます。息を吸いながら、内蔵が吸う息で広がるのを感じてください。息を吐くとき、消化器系にあるどんな緊張にも気づくようにします。腸と膀胱による排泄機能に気づくようにします。息を吸いながら、生殖器官の真価を認めます。息を吐きながら、骨盤のあたり全体に、ゆとりとくつろぎの感覚を与えてください。

脚と膝に気づいてください。太股部に息を吸い込み、そこに注意が落ち着いてゆくようにします。息を吐き出し、太股が軟くなるようにします。吸う息で、あなたを支えてくれている両脚に感謝を感じます。吐く息で、これまでの人生であなたを遠くまで運んでくれた両脚の真価を感じてください。膝に息を吸い込んでください。吐くとき、膝の周りの小さな筋肉に気づいてください。吸う息でそれらを癒しながら、吐く息で緊張や痛みを吐き出します。

足まで息を吸い込んでください。注意をすべて足に向けます。吐く息で、どんな緊張にも気づいているようにします。息を吸うとき、呼吸があなたの全身を通って足へと息を吸い込んでいるのだと想像してください。

この実践を完了させるために、ゆっくりとなめらかに、気づきを足から脚へと移し、そして胃や骨盤のあたり、胸、心臓、肺へ、背骨へ、肩、腕、手へ、首へ、顔へ、そして頭の天辺へと移してください。気づきが全身を通って上へと移動してゆくにつれて、なめらかに息を吸い息を吐くようにします。

頭の天辺に達したら、気づきを呼吸に戻し、呼吸が全身にやさしく広がっていくようにしてください。数分間このままでいてください。少し時間をとってください。開かれた静かな心でリラックスするようにします。

死にゆく当人の準備が整ったら、ケアする人は、その人に合わせて穏やかに静かに呼吸します。ケアする人がもういい頃だと感じたら、死にゆく人の吐く息に合わせて、静かに、しかし聞きとれるように、「あー」という音を出しながら息を吐きます。ケアする人は、死にゆく人と一緒に、五分から一〇分間これをつづけます。そうすることで、死にゆく人は実際に吐く息に注意を向けられるようになります。死にゆく人が望むなら、吐く息に合わせて自分で「あー」と言ってもかまいません。その音は、ほとんどあくびのように、柔らかいものであるほうがよいでしょう。それは、明け渡し手放すような感じです。

死にゆく人が深くリラックスしたら、ケアする人は、短い沈黙の時間をとるように、そっと提案します。死にゆく人が好んでいる祈りがあれば、ケアする人がそれを唱えてもよいでしょう。あるいは、光の誘導イメージ瞑想をおこなってもよいでしょう。たとえば、死にゆく人に、果てしない光の海をイメージするように提案するかもしれません。そして、死にゆく人がその輝きのなかに溶け込み、消え去っていくように導きます。

セッションを終えるときには、功徳を回向したり、深い感謝を捧げたり、静かな瞑想の時間をもつことができます。死にゆく人に、その体験に対してどのような反応が起こったのかを尋ねることは、ケアする人にとっても役に立つことがあります。

## 第2部　死にゆく人のための無量心

死にゆく人が修行することのできる無量心には、つぎのようなものがあります。

- 私の心は怒りや、恐れや、悲しみによって制限されることはないと知り、これらの感情を受け入れることができますように。
- あとに残していく人たちが無事で、平安でありますように。
- 私がこの身体を手放すとき、意識は身体よりもはるかに広いということを覚えていられますように。
- 私が未知のものを通りすぎるとき、未知のものに開かれていますように。
- やすらかに生きて死んでいくことができますように。

(1) Henri Nouwen, *Our Greatest Gift: A Meditation on Dying and Caring* (San Francisco: HarperCollins, 1995), 67. ヘンリ・ナウエン『最大の贈り物——死と介護についての黙想』広戸直江訳、聖公会出版、二〇〇三年。

# 第17章

# 折れた松の枝——受容の死と解放の死

ディーンは、結腸がんで死の最終段階にいました。腎不全も起こしていました。彼が最後の呼吸をしているように見えたので、家族は病床に集まりました。ところが、その最後の瞬間、医師たちは、彼を引っ張り上げて担架に乗せ、蘇生のための緊急処置をするために廊下を大慌てで駆けていきました。家族はショック状態でした——ディーンが死の淵から連れ戻されてしまったからです。

はじめ、彼は自分がまだ生きていることに怒りを覚えましたが、そのうち自分が何かとても特別な体験をしたことに気がつきました。臨死体験の只中で、生と死の意味への鋭い洞察を得ました——それは、苦しみにさえ意味があるということでした。ディーンが生きていたのは、それから数日間だけでしたが、その日々は、その体験に対する言い表せられないほどの感謝に満たされていました。

死にゆく人が最後になって、死とは単純な生物学用語では説明のできない謎だということを発見することがあります。こうして死への恐れは、明晰な気づきや愛へと変容します。最期のもっとも貴重な課題をやり終えて亡くなる人もいます。その課題とは、死は苦しみから解放される究極の瞬間であることを悟り、本来の住処に帰っていくということです。それは、いま現在も生物学的な死の瞬間にも存在している、精神と心の光輝く清浄な本性のことです。

私が知るなかで、もっとも啓発的で、穏やかで、多くのことを教えてくれた死は、内的な意識を育むことに生涯を費やした人たちの死です。私が生まれてから現在までのあいだに亡くなった仏教の師のなかには、あなたにも私にも何ができるかということを感じさせてくれた人たちがいます。カルマパ一六世猊下は、全身をがんに蝕まれていましたが、死にゆくあいだも修行をつづけ、平静さを失うことがありませんでした。カル・リンポチェ師とケンツェ・リンポチェ猊下は、いずれも亡くなるとき瞑想の姿勢をとっていました。イッサン・ドーセイは、エイズに罹った兄弟たちを、彼自身が同じ病で死んでいく最中でさえ看病しつづけました。

瞑想修行を積み重ねることは、死にゆく人を支援するもののなかでもいちばん強力なものとなりえます。心が明晰でやすらいでいれば、アルツハイマー病の淵に消え去ろうとしている心でさえ、あらゆるものから解放されるでしょう。禅では、在家信者の衣を縫うとき、背中の部分に、緑色の糸で折れた松の枝の刺繍を施します。それがちょうど、柔らかいうなじの部分に当たるようにします。この折れた枝は、私たちがすっかり壊れたときに初めて姿をあらわす全体性を象徴しています。

フランシスコは、肝臓がんのために死に向かっていました。死の直前、彼はチベット仏教の師からの電話で、心を澄み渡らせるようにとの忠告を受けました。シスコは科学者でしたが、成人してからは仏教修行にひたむきに取り組んできました。いまこそ解放の体験へ向かう修行を実践する最高の機会なのだと、師は言いました。シスコは家族に、彼の身の回りをきわめてシンプルなものにするように頼みました。彼の妻によれば、夫は残された数日間を修行に打ち込み、静かな内的状態にとどまっているかのように感じたと言います。彼は師の言葉を聞いてから数日後に、添い寝をする妻の横で平安のうちに亡くなりました。

死ぬ際に可能となる超越という発達課題を実現するには、スピリチュアルな視点が欠かせません。死にゆく人やその家族、友人たちにとって——ヘルスケアの提供者にとっても——このことを理解し、できるならそれを育むことが重要です。病院という場では、死にゆく人のパストラルケアやスピリチュアルケアには抵抗が見られることもあります。そうしたケアを提供する人たちは、肝心の部分には何も貢献することがないと見なされたり、医療が「本当」の仕事であるのに対して、「軽い」仕事しかしていないと見なされたりします。従来の医療機関がしばしば見落としていることですが、スピリチュアルケアによって、恐れ、ストレス、特定の薬物治療の必要性、高額治療、訴訟、そして医師や看護師が患者を安心させるために使わなければならない時間を減らすことができるのです。また、スピリチュアルケアには、ケアにあたる専門家や家族が、苦しみや、死、喪失、悲嘆を受け入れていくのを助けてくれるという恩恵があります。死にゆく人と共にあるこの仕事の最大の宝は、スピリチュアルな次元に目を向けるということです。

霊的伝統のなかには、死の瞬間にも、おそらく死後にも、損なわれることのない深い心のレベルが存在すると教えているものがあります。死の瞬間に何が起こるのか、私が個人的に証言できることはありませんが、私のアプローチは、意識が肉体の死後も存続するというような場面で、後から責められることがないようにするというものです。そのようなことが起こるときには、その移行状況に対応するために、頭と心を明晰にしておきたいと思います。この明晰さを促進する瞑想修行は、日常生活にも力強さをもたらすのですから、瞑想しない理由はありません。

中国禅の祖師である六祖慧能についての話が思い出されます。彼は「あと八ケ月でこの世を去る」と決心して弟子たちに集まるように言いました。弟子の僧たちは、師がもうすぐ死んでしまうということを聞いて、ひどく嘆き悲しみました。慧能はいつもと同じように毅然として「誰のために泣いているのか」と彼らに尋ねました。「これから自分がどこへ行くのか私が知らないということを、みんなで心配してくれているのか」と。慧能は「もしどこに向かっているのかわからなければ、このように、あなた方の元を離れることはない」と言いました。「むしろ、あなた方が本当に嘆いているのは、自分たちがそれを知らないということだろう。もし知っているなら、泣くなどということは起こらない。というのも、真の本性には生死などないのだから」。

多くの場合、死にゆく人は単純さのほかには何も必要としていません。大きな空と静かな部屋さえあれば、平安を得ることができます。死が近くなり横になったある男性は、彼の寝ているベッドを大きな窓の横に置いてほしいと頼みました。毎日ニューメキシコの青い空を眺めていたかったのでしょう。ある日、彼は私に「僕はあの空になっているんだ」と言いました。それから「煩わしい見舞い客はすべて断ってほしい」と頼みました。彼は静かに一人で自分の空と一緒にいたかったのです。ある朝、彼は穏やかに息を引き取りました。友となった大きな広い空の方に顔を向け、限りのある肉体を超えていきました。

また脳腫瘍などの病に蝕まれていた別の男性は、死の間際にベッドから起き上がり、自分の家のドアへと向かいました。そして興奮した様子で近所の道を眺めました。彼はもう何日も家に籠もっていて人と接していませんでしたが、はっきり「さあ、行こう」と言いました。その晩、彼は逝きました。

最近、友人のマギーは、チベットの聖なるカイラス山の写真集を眺めていました。チベット仏教の熟達した実践家であった彼女の最大の願いは、カイラスに行くことでした。有名な写真家のトーマス・ケリーは、珍しい写真を集めた本を手にとって、彼女に見せていました。彼がページをめくると、カイラスの「内なる巡礼路」の写真がありました。そこは、いちばんの聖地で、巡礼道からはたどり着けないところでした。マギーはひと言「ああ、そこに行けば死んでもいい」と言いました。それから彼女は突然、カイラスの高いストゥーパの写真の上に頭を突っ伏して、本当に死んでしまいました。とても信じられない話のように思えますが、マギーが亡くなって間もなく、私はこの話をトムから聞きました。

もっとゆっくりとした死のプロセスには、実際の死の瞬間のリハーサルとなる体験が編み込まれています。臨死体験や臨床的な死の体験は、死そのものの現実に備えておくために大いに役立ちます——ディーンが蘇生術を受けたときのように。このようなヴィジョン体験は、しばしばポジティブな感情によって特徴づけられます。それによって、死にゆく人とその最後の日々との関係がまったく新しいものになります。

死にゆくことは、実にさまざまな体験を呼び起こします。死にゆくなかで変性意識状態を体験することもよくあります。身体はたえず変化しており、それに伴って心も変化します。その過程で私たちは、至福にみちた、あるいは不快な精神的体験をすることでしょう。すでに亡くなっている愛しい人に出会うこともあります。良い思い出や悪い思い出を追体験することもあります。服用している薬、自家中毒、もしくは単に死にゆく過程で起こる精神的変容に関連したさまざまな幻覚を見たりすることもあります。

私がかかわっていた高齢の男性ナサニエルは、失禁の投薬治療を受けていました。彼は夜になると目を覚まして、ベッドのなかに食べ物があるという幻覚をよく見ました。それは水飴だったり、ラザニアだったり、クラッカー・ジャック（訳注：キャラメル・ポップコーン）だったりしました。彼は真夜中に妻を起こし、「この食べ物はどうしたんだ」と尋ねました。妻は、「ベッドに食べ物なんてないわ、きっと夢でも見ていたのでしょうと」言って、彼を安心させようとしました。ある日、私はナサニエルに、このような体験が楽しいのかどうかと尋ねてみました。彼は「出てくる食べ物はいつも好きなものばかりだ」と答えました。それらを見ると、彼は幸せな気持ちになり、子ども時代を思い出すというのです。

ナサニエルが薬を服用するのをやめると幻覚は消えましたが、死が近づいてきたとき、幻覚が甦ってきました。それらも彼にとっては楽しい体験でした。ナサニエルはいつも食べることが好きでした。しかし、死が迫るにつれて食欲をなくしていました。彼の最後の食べ物は他の人には見えないものでしたが、ナサニエルはそれを思う存分楽しんだのです。

私の父が何度目かの入院をしていたときのことです。彼は、自分がフロリダのミャッカ川の上でボートに乗っていると思っていました。父は、お金を持っていないことを心配していました。私は「いま向かっている場所では、お金をもっている必要はないんじゃないの」と、それとなく言いました。すると彼は私に大きな笑顔を向けて、「そうだった、ありがとう」と言いました。亡くなる直前にも、彼は何かを食べているような仕草をしていました。父が何か架空の食べ物を手から口に放り込んでいるのを見て、妹が何を食べているのかと聞くと、「ピーナッツだ」と答えました。おいしいのかと尋ねたところ、持ち前のユーモアで父は「ああ、とっても。これが本物なら！」と答えました。

死にゆく人のまわりでも、驚くほど愉快なことが起きるときがあります。だんだんと予想もつかないことに慣れていきます。シモーヌは鬱血性心不全で死の床についていました。家族や友人は、彼女を囲んで静かに祈っていました。シモーヌの身体は人工呼吸器によって機械的に呼吸をしている状態でした。私も彼女のそばについているように呼ばれ、臨死というベール越しに彼女と話をして、励ましの言葉を送っていました。私が立ち去った後、一人の友人が彼女に塗油を施し、別の友人が彼女の額に神聖な灰をつけました。ほどなくして彼女のブリッジ仲間の親友がやってきて、ポケットからハンカチを取り出し、死にゆく友人の顔についた「汚れ」を拭き取りました。彼がそうしたことで、ベッドのまわりにいた人たちがうろたえたことには気づいていませんでした。つぎの瞬間、みんなの動揺は柔らかい笑いの波に変わりました。こうした間の抜けた瞬間は、死にゆく彼女の人生に典型的なものだったからです。

変性意識状態のなかで、亡くなった親戚を見る人もいます。私の母がそうでした。母はクルーズ船に乗って、自分の過去を示すいくつもの港を訪ねていました。その途上で自分の父や母に会ったそうです。聖母マリアや、天使、光の存在、ブッダといった霊的な存在に出会う人もいます。また神秘的な体験をして、とても豊かでその人に深い目的意識をもたらすような、人生についての洞察を得る人たちもいます。多くの場合、そうした洞察は言葉で伝えることができません。

以前、エイズに由来するリンパ腫で死に向かっている男性の傍らに坐っていたことがあります。ある午後、彼は私に、寝室の外のベランダに飛んでくる鳥を見たことがあるかと尋ねました。「鳥が見えるだろう。バルコニーにいるよ。君にも見えるかな」と言いました。見回してみましたが、もちろん鳥など見えません。「何が見えるの」と私は聞きました。「いちばん美しい白い鳥だよ。見えるかい。大きな鳩だ」。彼は嬉しそうに、その生き物について説明をしてくれました。それはまるで彼の救い主のようでした。

仏教のどの宗派でも、名だたる師匠たちの死は、覚醒したまま死んでいく力が私たちにも潜んでいることを思い起こさせてくれます。たとえば、中国の禅僧である宏智正覚は、あるとき三〇年間暮らしていた山頂を初めて離れました。いちばん上等な衣をまとい、多くの場所を旅して、弟子たちや後援者、官吏や友人たちに感謝と別れを告げました。寺に戻ると、風呂に入り、清潔な服に着替えて、弟子たちを前に最後の説法をおこないました。彼は紙と筆をもってきてほしいと頼み、辞世の詩を書き終わるや否や、筆をもったまま亡くなりました。

私の知っているあるケア提供者にとって、彼女の母親が亡くなるまでの時間は、本当に愛と霊感に満ちあふれたものでした。彼女の母親はその生涯を、地域への奉仕とスピリチュアルな実践に費やしてきました。彼女はすでに自分の人生と和解し、心と仲直りしていました。彼女のこの世での最後の瞬間は、美に満たされているようでした。横たわって死んでいくとき、彼女は静かに「美しい、美しい」と言いました。彼女は顔に笑みをたたえて亡くなりました。

衝撃的なほど予期せぬ死もあります。たとえば、本書の冒頭に述べたリトリートの初日に瞑想クッションの上で亡くなった男性や、みんなを驚かせたマギーのように。最近聞いたものに、ワイオミング州のグランド・ティトンに登った若い男性の話があります。彼はその絶景を楽しむ登山から家に帰ってくる途中、具合が悪くなりました。そのときは高山病だと思いました。すぐに医者に診てもらうと、白血病であることがわかりました。つぎの日の早朝、彼は突然亡くなりました。

このような死はまったく予想もつかないものですが、彼らには奇妙な美しさや調和の感覚が見られます。正直なところ、私は、交通事故で命を落とすよりは瞑想クッションの上や、雄大な山を見たり登ったりした後に死にたいと思います。しかし、自分がいつどのように死ぬのかを本当に知ることなどできないということも承知しています。

長く周到な準備をしてから死を迎えることを許される人たちもいます——ジュリーの場合がそうです。私が最初にジュリーに会ったとき、彼女の乳がんは、すでに肝臓、肺、そして脳へと転移していました。彼女は徐々に目が見えなくなり、死はそれほど遠くないと思われました。しかし、ジュリーはまだ諦めないという気力をもっていて、死を受け入れたときに死のうと決めていました。

ある日、彼女は私を招き入れました。しばらくたってから、彼女は「どうやって死ねばいいか、話してください」と言いました。

私は彼女に「自分が知っていると思っていることは、実際には単なる憶測にすぎません」と話しました。「私も死について学んでいる者にすぎず、専門家ではないのです」と。そして私は、一緒に瞑想することを彼女に提案しました。

私たちは一緒に呼吸をしました。私は彼女に言いました。「呼吸をするとき、吐く息に注意を向けてください。あなたの最期の息は、吐く息になります。息を吐き出すとき、どれだけ深く平安のなかへ手放すことができているのかを見てください。こんなふうに考えてみます。つぎの息を吸うかもしれないし、吸わないかもしれない、と。今は、ほとんどの注意を吐く息に向けてみてください」。

私たちが一緒にいるときには、単純さと明晰さと受容を大切にしていました。私たちは一緒に吐く息に注意を向け、そのあとで、ティク・ナット・ハン禅師が作ったマインドフルな呼吸のための言葉をつけ加えました。「吸って、吐いて。深く、ゆっくり。静かに、やすらかに。微笑んで、解放します。いまこの瞬間、唯一の瞬間」と。どの言葉も、吸う息と吐く息を支えてくれます。

数日後のある日、乳がんを治療中の一五人の女性たちが、私のところで瞑想の実践をするためにやってきました。女性たちのほとんどは、それまで瞑想をしたことがない人たちでした。ジュリーの病気はとても進行していたので、生き延びられると思っている人のなかには、彼女の姿に動揺する人もいました。髪の毛がなく、黒い服を着た彼女は、まるで禅の尼僧のようでした。首には放射線治療の火傷の痕があり、耳は透き通っていました。それでも彼女は笑っていました。

私たちはカウンシルの場を設け、自分たちの体験について話し合います。みんなで輪になってトーキングピースを回していき、一人ひとりを尊重し、一人ひとりとのつながりを大切にします。この世ですごす最後の日であるかのように、誰もが静かに集中して耳を傾けるのです。そして、そのように、この女性たちは互いに耳を傾け、語り合いました。ジュリーが話す番になると、彼女はトーキングピースを両手でもって言いました。「私がこの棒を受け取ったように、死を受けとめることができますように」と。そして彼女はそれを隣の女性に渡して、「もう一度、私にこの棒を受け取らせてちょうだい」と言いました。棒はもう一度、彼女の元へと渡りました。彼女は、受け入れて手放す練習をしていたのです。

彼女は、力強く楽観的に、迫り来る死について語りました。彼女は、命を永らえるためなら何でもしてきましたが、もう死ぬべき時が来ていました。自己憐憫もなく、後悔もありませんでした。彼女は、その明晰さにおいてはダイヤモンドのようでしたが、その真実においては穏やかでした。私は彼女に対して、そのような深い尊敬の念を感じていました。私たちは、やるべきことはすべてやったという思いもありました。私たちのなかには、この数ケ月に及ぶ格闘の期間、彼女に密接にかかわった人たちもいました。彼女は、がんを治すための努力が無駄に終わってしまったことに取り乱して、激しく泣きました。彼女は生きるために戦い、そしていま、ようやく死ぬ用意ができました。

そのときが近づいたとき、ジュリーは一日中、私たちと一緒に別のカウンシルに加わっていました。グループのなかの一人の女性レベッカは看護師で、彼女の働いている一般的な病院には慈悲の気持ちをもち込めないことに失望感を覚えていました。レベッカのちょっと後に、ジュリーが話す番が回ってきました。私たちはみんな、彼女の存在が醸しだす正直さと率直さに注目していました。そのとき私はふと、レベッカがジュリーをじっと見つめていることに気づきました。レベッカは、その若い女性が話すのを聞きながら、みずからが抱える挫折感など忘れてしまっているようでした。

それから一週間とたたないうちに、ジュリーは、うまく死ぬという約束を果たすことになりました。先のカウンシルがおこなわれたのが水曜日でした。土曜日には、彼女の墓が掘られ、月曜日には、レベッカの働いている病院に入ることが許されました。月曜日の朝、レベッカが二〇一号室に足を踏み入れると、ジュリーが彼女の患者としてそこにいました。

その朝のうちに、レベッカがジュリーにＤＮＲ（蘇生処置はしないようにという指示書）にサインをしているのかと尋ねると、「まだです」ということでした。レベッカは、それがどんなものかをジュリーに説明し、ジュリーはその指示にサインすることを決めました。彼女は、死が近づいていることがわかっていました。そして自分の人生の自然な流れを邪魔されたくありませんでした。

その日、一二時一〇分前に、ジュリーは友人たちに「もう死ぬわ」と言いました。それから三〇分ほどして、彼女は亡くなりました。四人の兄弟と母親をふくむ家族が見守るなかで、彼女は息を引き取りました。そこにはまた、ケアにあたっていた友人や、レベッカや、病院付きの患者代理人もいました。その人たちは、彼女の死がひっそりとやさしいものだったと言います。つかの間見られた恐怖心も、彼女の死のプロセスが終わる頃にはなくなり、落ち着いていたそうです。

私が到着したのは、それから三〇分してからでした。みんな疲れていて、昼食に行ったため、私はジュリーの遺体のそばに坐る機会を得ました。右眼は閉じていて、内面を見つめているようでした。左眼は開いていて、その小さくなった瞳孔は、光を見つめているようでした。口はかすかに開いて、ちょうど「あー」と言っているようでした。横顔は、瞑想をしているかのように見えました。眠っているようには見えず、みずからを平安へと明け渡したように見えました。

その遺体の横に坐って、私は自問しました。彼女はどこに行ったのだろう。ジュリーはどこに向かったのだろう。二、三日前まで聞いていた笑い声がもうここにないことが想像できませんでした。こうした問いを抱えたまま、私は、亡くなったばかりの人のための瞑想をいくつかおこないました。

間もなく台車付きの担架がやってきて、ジュリーの遺体は白いプラスチック製の遺体運搬袋に入れられました。看護師、家族、友人、患者代理人は、まるで王族に付き添う側近のように、彼女を玄関まで運びました。そして彼女はステーションワゴンに乗せられ、サンタフェの北にある小さな村へと運ばれていきました。

ジュリーはかねがね自宅に埋葬してもらいたいと望んでいました。インド製の毛布でくるみ、自分でデザインした棺に納めてもらうように頼んでいました。棺をデザインする前には、何週間も家具屋と相談していました。

翌日、彼女の四人の兄たちが、雪原にぽっかりと口を開けた墓穴に入って彼女の棺を受け取り、まるで彼女の背中を大地に横たえるように置きました。そして私たちは、みんなで墓穴にシャベルで土を入れました。その穴をいっぱいに埋めるのは大変な作業でした。その過程で、私は悲嘆が共同体意識へと変容していくのを見ました。

ジュリーの死という目的地への旅には、何も排除するものがありませんでした。彼女は恐れ、その恐れを変容させ、最後にはほかの人びとに恐れのなさを与えてくれました。むしろ彼女は、愛を与え、死にゆく中で人びとを互いに愛の中へと導きました。彼女は計画を立て、威厳と勇気をもってそれを実行に移しました。彼女は何も引き止めず、最後には何も彼女を引き止めませんでした。彼女は感傷的になることとなく、頭と心は新鮮でした。彼女は「知らない」ということに安住し、それをいつも友にしていたからです。彼女は私に、折れた松の枝を思い起こさせました。それは、永遠なるものとはかないものとがひとつのもののなかで出会うことを象徴しています。これが私たちの人生なのであり、四季を通して緑で枯れることのない松の枝は、同時に、どの季節でも折れてしまうものなのです。

ジュリーが勇敢に死を受け入れた姿は、あきらめとは違います。そうではなく、彼女は死もまた生の一部であることを明晰に理解したのです。ここで、作家ゴア・ヴィダルの長年のパートナーだったハワード・オースターのことを思い出す人もいるでしょう。彼は車椅子の上から、その有名な友を振り向いて「本当にすばらしかったよ」と言いました。そして、手術室へつながる扉が彼の後ろで閉まったとき、一つの人生だけでなく、二つの人生が解放されたのでした。

死を避けがたいものとして受け入れるとき、私たちは、それを良いものとか、悪いものとか、ラベルを貼ることはありません。私の師匠の一人がかつて私に言ったように、「死は起こるのです。それはただの死であって、それにどのように出会うかは私たち次第なのです」。

## 瞑想
## 死後に諸要素が溶解していくこと

チベット仏教には諸要素の溶解についての描写がありますが、それは、死にゆく過程の地図になるものです。ケアする人は、それによって、死にゆくことや死そのものの体験の身体的・心理的な兆候を知ることができます。また、この記述においては、死にゆく過程、死、再生といった体験を悟りや解放という体験に変容することが目指されています。以下に紹介する実践は、修行者が死をコントロールする力を身につけることで死を超越するための方法をモデルにして作られています。

チベット仏教によれば、私たちの意識の基盤が崩壊しはじめるとき、私たちは死にゆく過程に入っているとされています。この体系における基盤とは、いわゆる「風」を指しています。それは、話すこと、飲み込むこと、吐き出すこと、排尿すること、排便すること、四肢と関節の動き、眼の動き、血流、呼吸、消化といった、身体におけるあらゆる形の動きをすべてコントロールしています。

死にゆく過程において風が変容しはじめるとき、心は根本的な変化を経験します。上級のヨギは、死にゆく過程で生じるあらゆる精神状態をコントロールして、死が本当は解放であるということを体験するために、この過程を慎重に修行してゆきます。

以下に紹介する、諸要素の溶解に関する説明と実践は、チベットの熟練した瞑想者たちが何世紀にもわたって詳細に観察してきたことに由来しています。それは密教の修行ですが、私は、これが死にゆく人やケアする人たちにかかわるときに、たいへん役に立つことを発見しました。この修行は、多くの専門的なケア提供者たちが死にゆく人びとのなかで起こる肉体的・精神的・エネルギー的な変化について観察してきたことを確かなものにします。それはまた、実際に死んでいく人や、死んでいくことに備えている人にとっても助けとなり、地図となり、霊感の源となってきました。

この説明には、私たちに自己同一性の感覚を与えてくれる主観的体験の諸側面が溶解してゆくこともふくまれていています。それらは、身体、感覚、知覚、心理的形成作用、識別力（訳注：五蘊《ごうん》／色受想行識）です。これら同じ諸側面が病気や加齢にも影響を及ぼしています。たとえば、私たちが病気になったときには、身体の重さや弱さを感じたり、死の過程で記述されている兆候や症状をいくらか認識したりすることがあります。また年をとると、重力の力をますます顕著に感じます。私たちの感覚は敏感さを失い、把握できる世界も小さくなっていきます。したがって、病気と加齢の中で、私たちは死んでいくときに直面するであろうことの一端を味わうことになります。また突然死の場合においても、溶解のプロセスを経過することになるとラマ僧は教えてくれました。

この特殊な修行には、心の諸要素のみならず、身体の諸要素——地、水、火、風——の溶解と、空間への解放がふくまれています。「私」だと思っているものを構成しているアイデンティティの諸要素を解放することによって、私たちは、自分自身を輝きのなかに溶け込ませ、最後には自分の意識だと思っているものを手放す——あるいは少なくとも手放すところを想像する——ことになります。

死にゆく人はテキストを利用してもかまいません——読み聞かせてもらっても、自分で読んでもかまいません。そうすれば、死にゆく過程がよくわかり、手放す練習にもなります。たとえば、私がケアしていたある女性は、亡くなるまでの一年間、ずっとテキストの録音に取り組んでいました。家族によれば、彼女は実際に亡くなるときには、驚くほど恐れも抵抗もなかったそうです。

この実践をおこなう効果的な方法は、「眠れる獅子の姿勢」で横になることです。これは、ブッダが亡くなるときにとっていた姿勢です。体の右側を下にして横になり、ほんの少し両脚をくの字に曲げます。左腕は体の左側に沿わせ、右手は頬のあたりにもってきて頭を支えます。右の鼻腔に小指を押しつければ、この姿勢は完全なものになります。

心地がよいかどうかを確かめ、実践中、必要なら姿勢を調整してください。

頭の先は、あなたが選んだ像のほうに向けます——それは実際のものでも、心に思い描いたものでもかまいません。これはキリスト、ブッダ、ムハンマド、アブラハム、マリア、観音だったりします——覚醒、慈悲、愛、本質的な善性を体現している存在なら何でもかまいません。望むべきは、死に際して、あなたの意識が頭頂部から出て行き、悟りの本質として顕現することです。

呼吸は均一に、なめらかになるようにします。呼吸に注意を向けてください。浮かんでくるものは何でも――抵抗や心配であれ、悲しみや喜びであれ、退屈さや物語であれ――気づいては受け入れ、そして静かに呼吸へ戻ってきてください。

これは、実際の死のプロセス、あなたが死んでいくプロセスを描写したものであると思ってください。この実践中に起こることに気づいてください。感情や感覚が浮かんできて、心と身体を通過していくときには、それに気づき、解き放つようにしてください。

## 1 地が水のなかに溶け込み、身体がほどけていく

あなたがいま自宅のベッドにいるところをイメージしてください。友人と家族があなたのまわりにいます。しかし、あなたは彼らにほとんど気づいていません。あなたは少し動揺していますが、この精神状態を受け入れます。

身体は衰弱しています。何をする気力もなく、ただそこにいるだけです。あなたは死につつあり、手放しているところです。体が重くなっていくのを感じてください。重さのために下へと押されていきます。その重さは凝縮し、深く体の中心へまっすぐ向かっていきます。今あなたは、自分の身体が溶解していくかのように感じます。脚も腕も身体の一部のようには感じられません。ゆっくりと水のなかへ沈んでいくように感じます。深い疲労感が全身の細胞に染み渡ります。この身体がなくなっていくときも、目覚めていてください。

あなたの感覚は外界にうまく焦点が合いません。視界はぼやけ、眼を開けることも閉じることも

できません。世界を感覚的に把握する力がゆるんできています。身体が抜け落ちると、外界もあなたから抜け落ちていきます。

血圧が下がって、肌は青白くなります。血液は体の中心に戻っていきます。あなたはうとうとし、弱々しく、外界には関心が向きません。あなたはさらに深く、不鮮明で曖昧模糊とした精神状態へと沈んでいきます。あなたに見えるヴィジョンはどれも青い陽炎《かげろう》のようなものです。

こうして身体が溶解し、物質的世界との関係がなくなっていきます――ただ感じられるのは、重さ、眠さ、重く沈み込むこと、輪郭の消失、体から血の気が引くこと、コントロールの喪失、周囲の形ある世界が見えなくなることです。

このような心身の状態にあっても、目覚めたまま無理をしないでその場にいてください。あなたが手放すとき、心は静かで内省的になります。この身体が死にゆくあいだ、それに立ち会ってください。この身体はあなたではありません。これは地の要素が溶解していっているところです。地は水のなかへ沈み込み、形は感覚のなかへほどけていきます。

### 2　水の要素が火のなかに溶け込み、感覚がほどけていく

あなたの身体が溶解していくことを感じてください。身体を手放すと、聴覚も消え、あなたはぼんやりした精神状態に沈み込んでいきます。

鼻からは鼻水が流れ出てきます。口からは唾液が漏れ出ます。眼からは、水のような分泌物が出てきます。尿を留めておくことはできません。肌は冷たく湿っています。

体液が出て行くにつれて、身体は乾燥してきます。肌は紙のようです。口元はやつれ、唇はひび割れます。舌は厚く、べとべととして重くなります。喉はちくちくして塞がってきます。鼻腔はへこんで、息を吸い込むと乾燥で焼けるようです。眼はざらざらして、刺すように痛みます。もう尿も出ません。どんなに水を飲んでも癒えないほどの渇きを覚えます。

この乾燥状態のなかに完全に入っていきましょう。あなたの身体のなかの水や感情といった流動的な要素を放出してください。

心はぼんやりして、あなたはイライラしています。あなたはもう痛みも、楽しみも、無関心すらも体験することがありません。肉体的な印象と精神的な印象の区別がつきません。今のあなたには、そのような区別は重要ではありません。

まぶたの裏には、煙が渦巻いているヴィジョンが見えます。水の要素は火のなかへ溶け込んでいきます。あなたが現象に反応を示すのは、これが最後です。手放して、この渦巻く煙のヴィジョンのなかで目覚めていてください。

## 3　火の要素が風のなかに溶け込み、知覚がほどけていく

あなたの身体の火の要素が風のなかに溶け込みはじめると、身体は冷たく感じられます。足からも手からも体温が失われ、熱は体の中心へ引きあげていきます。息が口や鼻を通り抜けるときにはひんやりしています。口、鼻、眼はさらに乾きます。知覚能力はさらにぐっと低下します。火の要素は、風の要素のなかに溶け込んでいきます。

もう匂いを嗅ぐこともありません。お腹がすくこともなければ、食べ物を消化することもありません。飲むことも、飲み込むこともありません。吸う息は力を失い、吐く息は長くなります。心理的知覚も、明晰さと混乱のあいだを行ったり来たりします。感覚領域が色褪せてくるので、見ることも、聞くことも、味わうことも、さわることも、嗅ぐこともできません。吸う息は短くなり、吐く息は長くなります。

あなたは愛する人の名前も思い出すことができません。まわりにいる人たちが誰なのかもわかりません。あなたは人生の目的意識をすべて失い、まわりで起きている出来事に関心を示すこともありません。

あなたは空中に立ち昇った炎のなかで燃え尽きていくかのように感じるかもしれません。心がそれ自身を解放するにつれて、その炎のなかに入っていってください。あるいは、蛍の光のような火花を見るかもしれません。このかすかな火花のヴィジョンを見ながら、目覚めていてください。これが火の要素が風のなかに溶け込み、あなたの知覚能力がほどけていく様子です。

### 4　風の要素が空間のなかに溶け込み、精神の形成物がほどけていく

あなたはいまや、どんな意志も放棄しています。意味と目的から自由な、この目的のない状態を受け入れてください。あなたの吸う息は短く、吐く息は長いです。心はもはや外界を意識してはいません。

風の要素が溶解していくとき、あなたはヴィジョンを見ます。そうしたヴィジョンは、あなたが

誰であるのか、あなたがどのように人生をおくってきたのかということに関係しています。平安に包まれて暮らす家族や先祖が見えるかもしれません。あなたを迎えにきた美しい人や、聖者や、友人たちが見えるかもしれません。過去の楽しい記憶を追体験するかもしれません。

また、悪魔的なヴィジョンを見るかもしれません。人を傷つけたことがあるなら、あなたが傷つけた人びとがあなたの前に現れるかもしれません。人生のなかで起きた難しい瞬間が、あなたに付きまとうかもしれません。あなたとまずい関係にあった人たちが攻撃してくるのを目にするかもしれません。恐ろしさで泣き叫ぶことさえあるかもしれません。

こうしたヴィジョンと同一化してはいけません。ただ、あるがままにしておきます。風の要素が溶解しているのです。あなたは何もする必要がありません。ただ解き放ちの呼吸を実践して、すべてを手放してください。

舌は分厚く、重く、つけ根は青くなっています。あなたは味覚を失い、もはや人生で味わうことはありません。皮膚の感触もなく、身体の感覚もありません。あなたの身体はほとんど動きません。体に残った最後のエネルギーも、身体の中心に引きあげてしまいました。身体に残っていた熱もすべて、今や心臓にあります。吸う息は短く、ただ空気を少し吸うばかりです。吐く息は長く不規則です。眼は宙を見つめ、ひっくり返っています。知性のかけらも残されていません。

この地点におけるあなたの意識は、どんどん小さな存在になっていきます。あと三回呼吸すると、あなたの体は息をしようとかすかに持ち上がりますが、もう息は入ってきません。心理的機能は完全に停止しました。意識は空間のなかに溶解していきます。外側から見るかぎり、あなたは死んでいます。呼吸も、脳の機能も止まりました。この空っぽの状態を知ってください。それに委ねてください。これが風の要素が空間のなかに溶け込むということです。

肉体的な死の瞬間、人はロウソクのように、小さくちらちら揺れる炎を見ます。それが突然消えて、あなたから意識がなくなります。

## 5　内的な溶解

頭頂部から、白い滴が内なる風によって下へと引き寄せられ、中央脈管を通り心臓へと向かいます。これは男性の本質で、怒りが深い明晰さに変容してゆきます。あなたは、まばゆい日光に満たされた曇りなき秋の空を体験します。

赤い滴が背骨の基底部から上へと押し上げられ、中央脈管を通り心臓へと向かいます。これは女性の本質で、欲望が深い至福へと変容してゆきます。あなたは広く澄み切った、赤銅色の秋の空を体験します。

白い滴と赤い滴は心臓で出会い、あなたの意識を取り囲みます。風が意識に入ってきます。あなたはもう概念的な心から自由です。深い秋の夜空のような漆黒の闇があらわれます。あなたは無意識のなかへ溶け込んでいきます。

この無のなかから光が生じてきます。あなたは、日光や月光や暗闇のない澄み切った夜明けの空とひとつになります。あなたは至福であり、明晰さそのものです。今、存在の光明が解き放たれます。あなたの意識を生みだす母なる光です。

これがあなたの究極的な偉大なる完成です。
これが実際の死の瞬間です。

# 第18章 器への感謝——死後の身体のケア

デイビッドが脳腫瘍で亡くなったときのことです。彼はすでに最後の望みについて家族と話し合い、家族は、彼の死後遺体をどのようにケアしたらよいのか指示を受けていました。そのため、彼の死後二〇分ほどして私が手伝いにいったとき、そこで目にしたのは愛にみちたケアがなされている穏やかでとても感動的な光景でした。

彼のパートナーは、彼の口のまわりの汚れをやさしく拭き取り、双子の妹は彼の手を握って彼から学んだすべてのことに感謝していました。彼のいちばん近しい友人とホスピスの看護師は、互いに腕を回して、そっと彼のために祈っていました。誰も慌てたり、忙しく動き回ったり、いま起きたことを避けようとしたりしていませんでした。彼らはとても静かで、つながりあって死と共にありました。

死と共にある実践は、死の瞬間に終わってしまうわけではありません。友人や親族の死に立ち会ったケア提供者や家族の一員として、私たちには死後の身体に付き添うという特権があるかもしれません。今日、私たちの多くは、生と死のライフサイクルとの生きたつながりを失ってきており、伝統的な共同体や拡大家族からますます切り離されています。以前の世紀には、一度も死の床に立ち会うことなく大人になるようなことは考えにくいことでした。そのため私たちの祖先は、死を人生の自然な終わりとして見るような、もっと健康的な考え方をもっていたことでしょう。それに対し私たちは、小さな子どもの頃から死体について考えるのは怖いことだと教えられます。たとえば、亡くなった祖父や祖母を見ることから「守られて」いることすらあります。その結果、たいていの人は死体について考えることを怖がり、愛する友や親族がかつて入っていた空の器をケアすることができるほど自分が強く勇敢であるかどうかと心配します。

誰もがそれに備えるために役立つ簡単で賢明な第一歩は、死にゆく人と残された身体をどのように扱ってほしいのか話し合いをすることです。デイビッドが、「死んだ直後に自分の身体をどうするのか」と尋ねたことで、家族や友人たちは彼と膝を交えて、彼が何をしてもらいたいのか、何ができるのかを探る機会を得ました。ざっくばらんに話し合ったことによって、誰もがデイビッドを身近に感じ、日に日に近づいてくるその体験を実感しました。

あなたがケアにあたる人たちのグループを率いていて、また文化的・心理的に適切なのであれば、みんなで静けさと尊重の雰囲気を保とうと提案することによって、友人や親族たちが死の瞬間に備える手助けをすることができます。死の瞬間がどのようなものであるかを彼らに教えてあげてください。最終的に、それはその人がどのように死んでいくかにかかっていますが、実際の死の瞬間というのは、しばしばいたって単純なものです――ただ長く息を吐いて、解放されるだけです。私たちが目にしてきたものの中には、もっと大変なものもありましたが、身体は必ずやすらかな休息を迎えることになります。

ケアにあたる者として死にゆく人のためにそこにいるとき、私たちは、その人の信仰や信条に従う必要があります。私たちに突きつけられている課題は、私たち自身がさまざまな信仰の特徴をよく知り、そのコミュニティや死にゆく個人にとってふさわしい霊的アプローチが何であっても、それを勧め、それに寄り添っていることです。ですから、私はよく「あなたの人生で、あなたを導き支えているものは何ですか。何か信仰をおもちですか。あなたにとって本当に重要なことは何ですか」と尋ねます。

ケアに従事しているある女性が、彼女がどのように死を手助けしているのか教えてくれました。

現在、どれほど多くの人が病院で死を迎えることになるのかということに私は愕然としています。死という移行の本質的な神聖さなどまったく顧みられていません。金曜日に、私たちはとてもすばらしいことをおこないました。私は、何年か前の事故をきっかけに植物状態にある二〇歳のカンボジア人女性の世話をしていました。その家族は、幸いにも、人工呼吸器と栄養チューブを取り外すことを決めました。私は彼女の父親に、家族に何か信仰があるのかと尋ねたところ、「仏教徒だ」と答えました。そこで私が、娘さんのために祈りを捧げる手配をさせてもらえないかと聞くと、彼は承知してくれました。私は、もう一人看護師を呼びました（彼女は、ソギャル・リンポチェの『チベットの生と死の書』を読み、独りですごす一週間のリトリートを終えたばかりでした）。彼女は最高の祈りを執り行ってくれました。少女の命が衰えていくなかで、般若心経やその他の祈りの言葉を歌ったり、唱えたりして、沈黙して坐りました。私は、彼女の枕元に数珠を置き、病院のベッドのまわりにブッダの絵を貼りました。その部屋は静寂と平安に包まれました。

多くの伝統では、亡くなった人の霊や意識がしばらくそこ――おそらく身体の中か、身体の近く――にとどまると信じられています。ケアにあたる者としては、この存在に敬意を示したいと思います。その一方で、身体には実際的にかかわり、なされるべき対処をしなくてはなりません。どの文化にも、身体を葬儀や埋葬や火葬に付すために、独自の神聖なやり方があります。以下に紹介するのは、あくまでも、死の最後の局面にどのように寄り添うのかということについて、いくつかの提案を述べたまでにすぎません。

死の直後には、亡くなった人のまわりをすっきりとさせ、静かな雰囲気を保つようにします。できれば、身体に何かを施したり、触れたりしないでください。もしどうしても身体に触れたり、動かしたりしなければならないのなら、できるだけ静かにおこなってください。そばにいる人はみんな、亡くなった人の平安と自由を祈ることができます。その場にふさわしいようなら、聖典を読んだり、故人の伝統にある何らかの実践や儀礼をおこなったりします。死後硬直までには約二時間かかりますから、身体を沐浴（湯灌）させたり、服を着せたりするのに十分な時間があります——急ぐ必要はありません。何ごとも慌てずに進めてください。

家族や友人たちにとって、自分の愛した人の身体を沐浴させ、身支度を整えるという行為は深い癒しになり、親密さと敬意を示す最後の行為になるということを私はくり返し目にしてきました。今日では、こうした作業を恐れ、病院や葬儀屋に任せきりにすることも多くなってきましたが、私たちは、本当にこの貴重な機会を使って愛する人を失った後にコミュニティがひとつになることを助けることができます。

死の直前、そして死の瞬間に死にゆく人が排便したり、排尿したり、嘔吐したり、発汗したりすることがあるということを知っておいてください。水ではなく、アルコール（毛穴を引き締めるために、ほんの少しだけ使う）と、刺激の少ないアロマティー（いろいろなハーブティーが使えます）を混ぜ合わせたものを染み込ませたスポンジで、体を拭くとよいでしょう。

亡くなった人を家に「安置する」のであれば、いくつかの提案があります。体から排泄物が漏れ出ないように直腸にコットンを詰め、男性器にはコンドームをつけ、女性器にはコットンをあてます。そうしたい場合には、歯と口の中もきれいにします。このとき入れ歯を外さないでください。死後硬直が始まると元に戻せなくなってしまいます。ときどき、死後に四肢や顔の筋肉が痙攣することがありますが、反射的な動きはよくあることですから、そうなっても心配しないでください。

身体が硬くならないうちに、気をつけて服を着せ、姿を整えましょう。服は軽いものを選び、寝具で身体を覆うことはしないでください。遺体は、できるかぎり涼しい状態にしておかなければなりません。エアコンや扇風機、ドライアイスを使うか、窓を開けるなどして、遺体のまわりの空気を新鮮に保ってください。

死ぬときも死後も眼が開いたままになっていることはよくあります。もし望むなら、やさしくまぶたを閉じ、テープで開かないようにしておいてもよいでしょう。

口も開いたままになっていることがあります。頭のまわりをスカーフで結べば、口を閉じることができます。死は、私たちに眠りを想い起こさせるので、顔を眠っているときのやすらかな表情に整えると、故人の容姿から家族や友人が奇異な印象を受けることが減ります。少し時間が経てば、テープやスカーフは外してもかまいません。

時間が経つにつれて、遺体はだんだんと冷たくなっていきます。温かさが最後になくなる場所は心臓のあたりです。心臓からまだ温かさが出ているようなら、亡くなった人のなかで起こっていることに、とくに気をつけてください。仏教の伝統的な教えでは、そうした温かさは、通常、死のときに何らかの悟りを得た人のなかに生じると言われています。

少しのあいだでも亡くなった人を家のなかに置いておくのは不健康なことだと心配するかもしれませんが、家に置いておいても本質的には何も危険ではありません。とくにその人が伝染病で亡くなった場合でも、生きている場合と同じ保健予防措置に従って、生きている人に対するのと同じように遺体に対処してください。

アメリカ合衆国では、医師が死亡証明書にサインをする必要があります。通常、医師に死亡証明書について連絡をとるよりも先に遺体のケアにとりかかるほうが簡単です。火葬場や埋葬会社に連絡すると、そこのスタッフがたいていすぐに遺体を回収にきます。遺体を邪魔されることなく安置しておきたい場合は、そうした機関に連絡するのを少し待ったほうがよいでしょう。遺体が葬儀屋に行く前に、宝飾品は必ず取り外してください。もし望むなら、後でもう一度つけることもできます。

合衆国のたいていの場所では、家族か宗教団体が葬儀を指揮することが認められています。あなたがそうしようと思うなら、自分で遺体を動かしてもよいという許可を得る必要があります。また、埋葬や火葬のための提出書類をまとめる必要も出てきます。

防腐処理（エンバーミング）を施していない遺体は、バクテリアが増殖して腐敗へと至らないように、数日以内に埋葬をするか、火葬をおこなうべきです。多くの葬儀屋の提案には反しますが、州外へもちだすのでないかぎり、防腐処理は必ずしも必要ではありません。もっとも、死後二四時間から四八時間以内に遺体を冷却することを義務づけている州も多いです。防腐処理が遺体を殺菌するわけではないことも知っておいてください。実際、防腐処理の過程で用いられる化学物質は、生物にとって有毒で、政府が有害物質として規制しています。一般的な埋葬のスタイルから外れた形を考えている場合は、前もってあなたの地域の法律を調べておいてください。標準的な手続きに代わる方法を考え出すときには、葬儀屋や病院のスタッフには頼らないでください。

自分が所有する土地への埋葬も、合衆国の多くの場所で許可されます。家での埋葬を選ぶ場合、その土地の将来の所有者が墓を動かすかもしれないということや、訪問者を入れてくれないかもしれないということを忘れないでください。

近年、火葬も普通になってきました。また、死にゆく人の多くが火葬を選択するようになりました。私の父が亡くなったとき、国立火葬協会がわが家に父の遺体を引き取りにきました。私が父を目にした最後は少し困惑させられるものでした。父を乗せた台車付き担架が廊下を通ってエレベーターのほうへ押されて行きました。エレベーターがちょうど閉まるとき、父の身体が頭のほうにかしぐのを見ました。普通ではないことは、なおもつづきました。私の継母が火葬場で父の灰を受け取りましたが、それを告別式に出すことを拒んだのです。最終的に、私たちの弁護士が継母に電話をかけて、結婚前に父が所有していたものは——彼の体もふくめて——すべて娘たちのところに行くということを再確認してもらいました。継母が態度を和らげたので、私たちは父の遺志に従って、父の灰を母の灰と一緒にメキシコ湾にまくことができました。父の死をめぐる旅は、私たち全員を謙虚な気持ちにしてくれるものでした。こういうことはよくあります。奇妙で、不思議で、悲しく悩ましいことが死をめぐって起こります。きっとそういうものなのでしょう。

これまで何度も「臓器提供はどうしたらよいでしょう」と質問を受けてきました。私個人としては、どちらの選択肢も尊重します——生きている人に対する思いやりにみちた贈り物として臓器提供することも、また身体を傷つけないという選択肢も、両方ともです。最終的に、それは誰にとっても非常に個人的な選択となります。社会的ないし文化的な価値観によって導かれることもしばしばですが、自分や自分の家族の信条を死にゆく人の希望に押しつけないことも重要です。できれば、死にゆく人にどうしたいのかを聞き、その選択を支持するようにしてください。

ジシュウという仏教の尼僧は、何年も前に、自分が亡くなったときには臓器を他人のために提供したいという決心をしました。仏教の伝統では、埋葬するまでの数日間、遺体を乱してはならないとされていることも彼女は知っていました。しかし、熟慮し、他の修行者にも相談したうえで、彼女は、いちばん慈悲深い行動は他者の命のために役立つことをすることだと感じました。彼女だけではありません――多くの仏教者が臓器提供という選択に大きな価値があると思っています。

結局、以前かかった病気のために、ジシュウが提供できるのは角膜だけであることがわかりました。角膜は、死後数時間以内に取り出せば間に合うので、彼女を愛した私たちには、彼女の遺体とすごし、彼女が私たちや他の多くの人に与えてくれたすべてのものに感謝する時間が十分にありました。

ジシュウは、何度かの心臓発作の末、五七歳で突然この世を去りました。彼女の死は、彼女の遺体をケアすることを通して、私たちの多くに、表現できないものを表現する機会を与えてくれました。最後に病院で彼女の心臓が止まったとき、生命維持装置は外されました。彼女は静かにそっと死のなかに入っていきました。私たちが冠動脈疾患病棟のスタッフを呼ぶと、彼らはジシュウの顔や首を拭くためのお湯と布をくれました。そして私たちは彼女のそばに腰を下して、祈りました。

ジシュウの葬式は、死の一週間後におこなわれることになりました。葬式の前の晩、葬儀屋は、遺体を自宅に連れ帰ることを許してくれました。その家は、彼女が夫と引っ越したばかりのところでした――最初の心臓発作が起こるまで、一週間しか彼女はその新しい家を楽しめませんでした。

その晩、彼女の母親、夫、そしてたくさんの女友達が、彼女を寝かせたベッドのまわりに集まりました。葬式と彼女の「火のサーマディ」である火葬の前に、私たちはジシュウに湯灌をし、服を着せたいと思っていました。はじめ、ジシュウの母親はこれに加わる自信がなく躊躇していましたが、最後には参加することにし、少なくとも娘とともにいようと決めました。

一人の友人が歌うそばで、私たちはジシュウの湯灌を始めました。すると、ジシュウの母親は娘の体のまわりをとり囲む大勢の女性たちをかき分けてやってきて、彼女の顔を愛おしそうに拭き始めました。残った私たちは体を洗い、母親は彼女の髪を梳いて整えました。そして彼女に尼僧の袈裟を着せ、母親がつくったキルトで彼女の体を包みました。私たちの多くは、翌日の葬式にも出ましたが、このときほど強く親密な時間はなかったように思います。

死者のための沐浴やケアの実践は、世界中で一般的におこなわれているものですが、その儀式に参加した家族や友人に深い影響を及ぼすことがよくあります。自分がその作業にふさわしいかどうかを心配する必要はありません。空になった器をケアすることは、まさにケアのもうひとつの側面であり、自分がその人の人生——そして死——の一部となってきたことに感謝することのできる、たいへん意義深い方法なのです。亡くなった人の遺体と一緒にいることで、私たちには死と悲嘆から一枚の布全体を織りあげる貴重な機会が与えられます。そして、死と共にあることの輪のなかに完了と癒しがもたらされます。

## 瞑想
## 死体置き場の瞑想

伝統的なチベットの教えでは、朝目覚めたときに死について瞑想しなければ、午前中がすべて無駄になってしまうと言われています。正午に死について瞑想しなければ午後も無駄になってしまい、夕方に死について瞑想しなければ夜が無意味で取るに足りないものになってしまうと言われています。

以下に紹介する単純な仏教の修行は、死について瞑想する生々しい方法です。そのなかで私たちは、死後の体が九つの解体段階をとおって腐敗していく過程をイメージします。この修行によって、私たちは肉体が無常であることに目を向け、それに関連して、あらゆる現象の無常性に目を向けます。それはまた、自己が空であることも思い起こさせてくれます。

伝統的に、この修行をおこなうには死体置き場に行き、直接、死体が分解していく様子を観察することになっています。一九九九年、チベットのカイラス山の西側で、私は、鳥葬のあとに残された二つの遺体の残骸を前に、この修行をおこなう機会を得ました。血の海、骨、頭蓋骨から剝がされた二つの顔、ぐちゃぐちゃにもつれた血まみれの髪の毛のあいだで、歩く瞑想をしながら私は張りつめていました。

一人のチベット人が近づいてきました。その人は禿鷲が残骸を食べやすくするように死体を切り刻む儀式の「専門家」でした。彼は私に、その生々しい残骸のあいだで横になるように促しました。人間の血と脂の海のなかで横になるというのは、不快で鮮烈な体験でした。するとを彼は外套をめくって鞘から刀を引き抜き、私の体を切り刻む真似をはじめました。少しのあいだ、私は嫌悪感で押しつぶされそうになりました。しかし突然、私は自分もまた血と脂なのだと悟り、楽になりました。嫌悪の波が私を洗い流すのに身を任せ、山を見上げながら、遅かれ早かれ私も死ぬのだということを思い出しました。老人が長く錆び付いた刀を私の上で振るったとき、私は自分自身を死体としてイメージしていました。

もちろん、チベットに行ってそんな荒々しい状況に身を晒す必要はありません。以下に概略を示した実践は、私たちが自分の物語を手放し、無常という解放的な真実へ入っていくためのすばらしい方法です。

呼吸に気づきを向けながら、身体が落ち着くようにしてください。すべての衆生を苦しみから解放してあげたいという願いを思い出してください。開始する前に、呼吸に従って今ここにあることにやすらいでください。

では、あなたの身体を死体として観察しているところをイメージします。あなたは、かつてあなただったこの身体の隣に坐り、それを観察しています。すべてが静まりかえっています。あなたは今日亡くなりました。

近づいて見てください。顔は青ざめ、頬が落ち込んでいることがわかります。肌はなめらかで、すべすべしています。腕や脚の裏側に影のような斑点が出ているのを観察します。血圧がないため血がたまっています。指の爪もよく見てください。それらも青ざめていて血の気がありません。静寂のなかで、全身がそれ自身のなかに沈み込んでいるように見えます。肌は、灰色と青色が混じり合ったように青ざめています。まぶたはほとんど透き通っているようです。眼は乾燥し、くすんでいて、かすかに開いたまま虚空を見つめています。口は、あごが落ちてゆるんでいます。

それから何時間か経過したところをイメージしてください。かつてあなただった身体は、さらに黒ずんでいるように見えます。影のような色がますます深くなってきました。今、体からはかすかに臭いがします。手を伸ばしてこの身体に触れてください。冷たく生気のなくなった肌を感じてください。この身体は、かつてはあなたでしたが、今では冷たく、硬く、ずっしり重くなっています。

三日が経ちました。あなたはまだ身体の前に坐っています。今では、それはバクテリアやガスで膨張し、膿み、腫れ上がっています。かつてあなただったこの身体は、強い腐敗臭を放っています。

さらに数日が経ちました。あなたはまだ身体の前に坐って、注意深く見つめています。あなたは何か動くものを見つけました。ウジ虫がこの体を蝕んでいます。ハエが数匹、体に止まりました。別の虫も腐っていく死体に卵を産みつけています。体から出てくる悪臭は強烈です。この身体に起きている実際の変化に自分を開いてください。

さらに二日経ちました。カラスがやってきて、朽ちてゆく肉体をついばみ始めました。死体を食べる他の動物たちもこの腐っていく体を競って食べ尽くそうとします。肉は骨から引き剝がされます。ふくらはぎや太もも、腕や胸から、組織が引き剝がされます。お腹も引き裂かれました。どんどん骨があらわになってきます。

死からひと月が経ちました。あなたはまだ、かつてはあなただったこの身体の前に坐っています。いま残っているのは、肉が少し残っただけの骸骨です。よく見てください。これがたどりつく先ならば、あなたの人生とは何だったのでしょうか。この骸骨と、あちこちに散らばった小さな腱だけです。古い血が骨に染み付いています。この骸骨をよく観察してください。

三ケ月後、骸骨には、骨と骨をつなぐ腱がほんの少し残っているだけです。消えていく体を冷静に眺めてください。いくつかの腱だけがこの骨の集まりを保っています。

さらに時間が経過しました。骨を束ねていた腱は緩んでしまいました。足の骨はあちらへ、手の骨はこちらへ散らばっています。大腿骨、骨盤、背骨もバラバラです。大切にしていた体は、そこら中に散らばった単なる骨にすぎません。あれほど手入れをしてきたのに、残ったのは、バラバラになった骨だけです。

六ケ月後、まだそこに坐っています。今やあなたに見えるのは、古い白くなった骨の山だけです。骨は砕けて塵に変わり始めています。

一年後も、まだ、あなたの身体だったもののそばに坐りつづけています。古い骨の山が見えますが、一本一本の見分けはつきません。一部は動物にもち去られました。太陽や雨風によって風化し、残った骨はさわると砕けてしまいます。

二年後、あなたはかつてこの身体があった場所に坐っています。もはや塵以外には何も残されていません。風が立って、あなたの身体であったものの塵を、そこかしこに巻き上げます。自分に尋ねてください。これは誰でしょうか。

今ここにあることにやすらいでください。この開かれた状態のなかにとどまります。その広大さのなかで目覚めていてください。この真実のなかに心を根づかせてください。あなたの身体はつねに変化しています。いつか塵になる日がきます。この現実に目覚めてください。

尋ねてみてください。誰が死んでゆくのでしょうか?

# 第19章

# 喪失の川
## ——悲しみに飛び込む

一八世紀、日本の俳人であった一茶は、生まれたばかりの娘を亡くしました。彼はその喪失と格闘し、すっかり打ちひしがれて、つぎの句を詠みました。

露の世は
露の世ながら
さりながら(1)

一茶が苦悩から解放されていないことがよくわかります。彼には、幼い娘の命が、朝露の一滴のなかのとても小さく完璧な世界と同じく、いつかは消えゆくものであるということが納得できずにいます。しかし、この句のなかには、固く握りしめられた彼の拳が少しずつ開きはじめていることを見て取ることができます。

一茶の娘の命と同じように、悲嘆もまた一時的なものです。いつの日かそれは私たちを通り抜け、私たちは悲嘆に対してもっと賢く謙虚になります。しかし、このような変容の前には、悲嘆を泳ぎ抜いていくという仕事をゆっくりと時間をかけておこなわなければなりません。私たちが感じている痛みや切望を否認することは、智慧と慈悲を積み上げていくときの底荷となってくれる重石を失うことになります。私たちが喪失というやっかいな贈り物に直面するとき、悲嘆の体験は苦い薬を飲み込むようなものとなりえます。私たちの存在全体は動きを止め、何かが私たちの芯に宿り、強さを与えてくれます。

悲嘆はまた、死にゆく人にも影響を及ぼします。死んで人生のすべてを失うことを予期して悲しむということがありうるのです。ケアにあたる人も、病気の人の自由や選択肢が失われていき、死が大切な関係を奪い去ることを知って、しばしば悲しみに襲われます。また、私たちの文化には悲嘆の味が染み込んでいて、それを手にしたら手放すことができないように条件づけられています。

深く悲しむことができるようにしてあげるやさしい慈悲の心について仏教の教えがたくさんあるにもかかわらず、仏教は悲嘆を性格の弱さや修行の失敗と見なしているかもしれないので、悲嘆にうまく取り組めていないように見えるときがあるかもしれません。私の最初の師である崇山禅師は、ある話をよく語ってくれました。むかし古代の韓国で、一人の若い僧が師から無常についての伝説的な教えを聞こうと思い、師のいる山の洞窟へ登っていきました。しかし、僧が洞窟に辿り着くと、偉大な師が子鹿の死骸に覆い被さって、むせび泣いているではありませんか。彼はそれを見てショックを受けました。

僧が師に何があったのかと尋ねると、師は、狩人がその子鹿の母鹿を殺した経緯を語りました。それから師はその子鹿を育て、餌をやれるように、毎日ミルクを乞いに町へ下りていきました。ただの動物のためにミルクをくれる人が一人もいないときには、師は息子のためだと人びとに話しました——実際には人びとにとって、独身の聖職者に赤ん坊がいるとは、さらに嫌悪感を抱かせることだったでしょう！　容認できないながらも、しぶしぶミルクをくれる人もいましたが、最終的に事態はあまりにもスキャンダラスなものになり、彼を助けてくれる人は誰もいなくなりました。師は、いたるところを物乞いして歩き回りました。しかしついに、いくらかのミルクを見つけて洞窟へ帰るまでに子鹿は死んでいました。

「お前はわかっていない」と、師はその弟子に言いました。「わしの心と子鹿の心は同じなのだ。あの子はとても腹がへっていた。わしはミルクがほしい、ミルクがほしい。今となっては、あの子は死んでしまった。子鹿の心は、わしの心なのだ。だから泣いている。ミルクがほしい[2]」。

禅のすばらしい話ではすべてがそうであるように、その瞬間、僧は理解しました。師は菩薩であり、悟りを開いた人物だったのです。たいへん大きな慈悲心をもっているため、救いの手を差し伸べられるように、残りの私たちと共にこの困難な存在のなかに留まることを選んだのです。まさしく悲嘆の経験こそが、私たちの人生のなかにこうした慈悲心を開き、成熟のための試練として働き、私たちの修行に深みと謙遜の気持ちを——そして新しい智慧を与えてくれるものなのです。

死を悼むときのあの重苦しさは、外の世界から私たちの存在の内面へと移ってゆく、死にゆく人や死んでしまった人のもたらす新しい強烈な重みに対して心が調整をしているということなのかもしれません。C・S・ルイスは、こうした憑依行為から生じる感覚について述べています。つぎのような感覚は、身体のなかに回路ができていると、ルイスは言います。たとえば、もっと空気を吸おうとしてあくびが出ること、お腹が落ち着かないこと、受容されていない悲しみをくり返し飲み込むこと。すべての感じが恐怖と結びついています。『悲嘆を見つめて』のなかで、彼は「悲嘆が恐怖と同じようなものであると教えてくれた人は誰もいなかった」と述べています。

こうしたそっけないくらい直接的な経験をするなかで、どうしたらいいかを他人に教えてもらうことによっては恐れや苦しみを変容させることができないということを、私たちは学びます。おそらく近しい人たちは、私たちが悲しみの黒い急流のなかで泳ぐことを学んでいるときに、苦しみの暗闇に光を照らしてくれたり、大声で励ましてくれたりしながら手助けしてくれることはできるでしょう。しかし、私たちは自分で向こう岸まで泳ぎきらなくてはならないのです。

クリスティンは子宮がんでした。彼女は私に電話をしてきて、自分と夫に会ってくれないかと頼みました。「本当に緊急というわけではないけれど、来てもらえないだろうか」と、彼女は言いました。二人と膝を突き合わせてみると、クリスティンは、みずからに迫り来る死を受け入れているように見えました——苦しみを背負っていたのは、夫のほうでした。巻き上げられたバネのように身をかがめて、青ざめた額には心配と恐れでできた深い皺が走り、表面下で不安を伴う怒りがふつふつと湧き起こっていました。彼ら二人と一緒にそこに坐って、ダンが足場を見つけられるようにクリスティンが手助けする様子に耳を傾けました。彼女の言葉は、予想される悲嘆の激流のなかで救いとなる踏み石のようなものでした。ダンが足を置けるように、踏み石を置いていく彼女は鉄の女性でした。彼女自身は、彼のためにこれらの石の上を歩くことはできないし、そうすることもありません。

人間のあらゆる喪失の悲しみは、大きかったり小さかったり、予期されたものであったり、いま起こったものであったりしますが、それは私たちの人生の地下を流れる川へと流れ込みます。その黒い水が地上に噴出すると、はじめは完全に孤独であると感じます。私たちは心底「自分以外にこんな苦痛を感じたことのある人はいないだろう」と信じてしまうかもしれません。半分はそのとおりです。というのも、悲嘆はいたるところに広がっており、さまざまなので、自分自身の個人的な経験をとおしてしかそれを見つけることができないからです。

母が亡くなったとき、私は人生でもっとも辛くもっとも貴重な教えのひとつを授かりました。彼女の死を悼むためには、この一回の機会しかないことに気づきました。私には選択肢があると感じました。一方で私は、いわゆる「良き仏教徒」として無常を受け入れ、尊厳にみちた仕方で母を手放すことができました。他方の選択肢は、正直に悲しんで自分の心を洗いあげることでした。

私は洗いあげるほうを選びました。母の死後、私は母の写真と私が生まれたあとに母が父に宛てて書いた手紙をもって砂漠に向かいました。岩棚の下に身を落ち着けると、私は悲しみの影のなかに沈み込んでいきました。あなたの母親が死ぬということは、あなたを産み出した子宮が死ぬということです。冷たくて堅い岩に背中を押しつけているのに、私は背中がむき出しになっているような感覚を覚えました。その後、私は母親を亡くしたばかりの友人とヒマラヤを歩きました。秋の雨が山の斜面を勢いよく洗い流し、私たちの濡れた頬を流れ落ちました。

友人と私がカトマンズに着くと、そこのラマ僧たちが、私の母のためにチベットの儀式を執り行おうと言ってくれました。彼らは私に、泣かないで母をやすらかな気持ちにしてあげるようにと指示しました。この頃には彼らの言葉を聞く用意ができていたのか、嘆き悲しむのを無理に止める必要はなくなっていました。自分自身をずっと深く底まで沈めていくと、私は、母が先祖の一人になったことに気づきました。最後に彼女を手放したとき、母は私の一部になりました。そして、私の悲しみは私たちの奥深くで波打つ悲嘆の川の一部になりました。その川は目には見えませんが、波立つごとに私たちの人生に語りかけてきます。

私たちがあがきはじめるのは、たいてい愛する人を失った直後に押し寄せてくる苦痛にみちた強い感情に十分に注意を向けていないときのことです。愛する人を亡くしたばかりの家族や友人が、急を要する「用事の忙しさ」のなかで気持ちを紛らわすのはいとも簡単です。不幸なことですが、西洋では、雑用が死をめぐる体験のなかでかなり大きな位置を占めています。あとに残された人は、死後の複雑な物質的状況に直面します。葬儀屋を探し、友人や家族に知らせ、葬式を計画し、健康保険や税金、遺言や遺書を処理することになります。それから故人の遺産を清算し、分け合い、譲渡することが待っています。果てしなく続くように見える事後の雑用の只中で、残された人が忙しいことを言い訳にして自分が失ったものの深みを避けようとする誘惑が生まれます。「嘆き悲しむのは後にしよう――今は時間がないのだから」という具合です。

自分の命がなくなることを予期するにせよ、他人をなくした喪失感を抱えて生きるにせよ、はじめのうちは圧倒的な悲嘆が襲ってきます。私たちは、地、水、火、風、そして空間という五つの要素の暗い領域を通過していきます。それぞれが、悲嘆の強烈な身体的体験の一部をなしています。このすべての要素とそれらの恐ろしい変容を通過するとき、キリストが死の直前に抱いたのと同様の見捨てられたような感覚を感じることがあります。罪悪感を重く感じたり、恥ずかしさに縮《ちぢ》みあがるように感じることはふつうのことです。「これも、いずれすぎ去るよ」といった励ましの言葉をくれる善意の友人に対して、私たちは不愉快な気持ちを抱くことがあります。このような慰めは、喪失の大きさからすれば、薄っぺらで防衛的なものに見えます。しかし同時にまた、人はいったいどのように思うだろうかと気にするかもしれません。自分は友人たちの忍耐力を試しているのではないか、いつまでもくよくよと感傷的になって自分を憐れみ、彼らを困らせているのではないかと心配します。

しかし、そのような悲嘆は死と同じように自然なものであるということに気づいてください。動物でさえ嘆き悲しみます。数年前、インドの動物園で、二頭の雌のゾウが一緒に飼育されていました。そのうちの一頭が出産で死んでしまったとき、もう一頭の七二歳のゾウはひどく落ち込みました。食べ物も水も拒み、涙を流し、ついには衰弱して死んでしまいました。哺乳類として私たちは互いに複雑な絆を形成しています。この絆が壊れると、まさに私たちの身体が嘆き悲しみます。

恥ずかしいからといって打ち捨ててしまうのではなく、悲しみに寄り添うことは悲嘆を恐れなくなるひとつの方法です。これは、ブッダが、子どもをなくして悲しみに打ちひしがれていた女性を、その悲しみに直面させることによって救ったのと同じことです。ウッビリーは、インドの名家の出身でした。幼い頃から彼女は信じられないほどに美しく、大人になると王と結婚しました。ウッビリーは女の子を産み、喜びにあふれて、その子に「長寿」を意味するジーヴァーという名前をつけました。しかし、生まれて間もなくジーヴァーは突然死んでしまいました。

ウッビリーは、悲しみで胸が引き裂かれ、深く傷つきました。彼女は毎日火葬場に出かけ、娘のことを悲しんでいました。ある日そこに行くと、黒山の人だかりができていました。ブッダがその地を旅しており、その地の人びとに教えを説くために立ちどまったところでした。ウッビリーは、しばらくブッダの話を聞いていましたが、川岸のほうへ行くためにそこを離れ、いつものように絶望して泣いていました。ブッダは、彼女が痛々しく泣き叫ぶのを耳にしました。ブッダは彼女を探し出し、なぜ泣いているのかと尋ねました。彼女は苦しみに悶えながら、娘が死んでしまったのだと叫びました。するとブッダは、最初ひとつの場所を指差し、つぎに死体が横になっている場所を指差して、彼女に言いました。

母よ、あなたは森のなかで「おお、ジーヴァー」と泣き叫んでいる。
自分をとりもどしなさい、ウッビリーよ。
「ジーヴァー」の名をもつ
八万四千の娘たちが

荼毘に付されてきたのだ。
どの娘のために、あなたは嘆き悲しんでいるのか。(3)

ブッダは、ウッビリーに嘆き悲しまないようにと言っているのではないことに注意してください。ブッダは、実にやさしく、彼女の個人的な悲嘆をより広い普遍的な慈悲の可能性へと導いていっています。ブッダは、彼女の個人的な喪失が、かつて苦しんだあらゆる人、八万四千人の母親たちのすべて、すなわち、彼女自身をふくむすべての母親に行き渡るやさしさへと変容していく場所を彼女に指し示したのです。彼女が回復し、すっかり癒されるためには、彼女はより大きなコミュニティの存在に気づく必要があるのです。

死んだ赤ん坊を、自分の母乳で沐浴させた母親の話を聞いたことがあります。悲嘆とは、その母親のようなものです。その母親は、私たちに自分の悲しみにやさしく耐えることを教えてくれます。そして、愛していながらも、強くしがみついてはいけないということを思い出させてくれます。無常を免れることができないということを私たちは学びます。誰一人として、また何ごとも、無常の手から逃れることはできません。

## 瞑想
## 悲嘆に出会うこと

無量心にもとづく以下の実践は、私たちを悲嘆の深い水のなかへとくり返し導く言葉です。変容が起こるのは、私たちが喪失に見舞われ、それをよく知り、その水のなかで完全に洗い流されて浄化を体験するときなのです。

これらの言葉を使って実践するときは、身体を落ち着かせるようにします。坐っても、横になってもかまいません。なぜ修行するのか、その理由を思い起こしてください。それは、やさしい心を育むということです。それから、あなたにふさわしい言葉をひとつか、複数見つけて、呼吸に合わせて唱えます。もしくは唱えながら、それぞれの言葉にやさしく注意を向けておくようにします。

・悲嘆の苦痛に心を開くことができますように。
・私の悲しみに向き合うために、内なる力を見つけることができますように。
・悲しみを受け入れ、自分が悲しみではないということを知ることができますように。
・怒り、恐れ、不安、悲しみを受け入れることができますように。
・悲嘆を受け入れ、それが悪いことでもまちがったことでもないと知ることができますように。
・愛する人の求めに応じられないでいる自分を許せますように。

・誤りを犯し、やり残したことがある自分を許せますように。
・苦しみや喪失の体験について、自分自身にも、他の人にも心を開いていられますように。
・他者を助けられる資源として使えるように、平安と強さを見いだすことができますように。
・嘆き悲しむすべての人が、悲しみから解放されますように。

（1）Kobayashi Issa, in *The Essential Haiku*, translated and edited by Robert Hass (New York: Ecco Press, 1994), 191.

（2）Seung Sahn, *Dropping Ashes on the Buddha: The Teachings of Zen Master Seung Sahn* (New York: Grove Press, 1976), 62.

（3）Susan Murcott, *First Buddhist Women: Poems and Stories of Awakening* (Berkeley, Calif.: Parallax Press, 2006), 94

生死は、至高の重みをもつもの
時はたちまちにすぎ去り、機会は失われる
目覚めよ
目覚めよ……
人生を無駄にするなかれ

禅の夜の詠唱

# あとがき――死にゆくこととひとつになる：生涯の一大事に姿をあらわす

ソーントン・ワイルダーの有名な小説『サン・ルイス・レイ橋』は、ペルーのある橋が落ちて不慮の死をとげた五人の人生を描いた作品です。小説のなかで一人の修道士が橋の落ちるところを目撃し「五匹のアリが投げ出され、手足をばたつかせながら谷底へ落ちていく」様子を見ます。興味深いことに、無差別に起こったかのように見えるこの惨事を理解しようと、彼は犠牲者の人生をたどり始めます。

実際のところ、ワイルダーの物語は、偶然に起こった説明のつかない悲劇の意味を見つけだそうとする苦闘を描いた寓話です。その苦闘というのは、この惨事のあと犠牲者の親族たちが直面することになるものです。「人生には、個人の意志を越えた方向や意味があるのだろうか[1]」という問いの答えを、ワイルダー自身が求めていたのだと説明しています。

ワイルダーの作品は、死とは、死にゆく人だけのものではなく、残された私たちのものでもあるということを思い起こさせてくれます。たしかに、死にゆくことは個人的な行為ではありません。死にゆく人が、みんなのドラマのなかの演じ手になることもよくあります。遺言や遺書、遺族のための物質的な遺産と同じように、私たちは自分がどのように死を体験したのかということを遺産として残すこともあります。そうした遺産の大きさは、私たちがこの究極の通過儀礼の中をいかに移行していくのか——いかに自分自身の死にゆくプロセスと共にいることができるのか、ということにかかっています。

しばしば私たちは、自分が何をしているのかを自覚することもなく、また文化的に認められている意識の移行やその転換を伴うこともなく、通過儀礼に参加することがあります。長時間にわたり眠りをとらないこと、極度の圧迫、そして苦痛、死、神秘的な未知なるものの存在といったものがそのような儀礼を作りあげる要素になります。

それを通過儀礼と呼ばないような場合ですら、誰の人生にも見られるこうした普遍的な移行現象には、分離、境界、帰還という要素がふくまれています。潮が引いてゆくようなこうした体験は苦痛にみち、ぞっとさせるようなものかもしれないので、私たちはしばしば、それらの体験、この引き潮に深く引きずり込まれるような体験に十分に立ち会うということをしません。それらの体験には、病気になり健康を回復すること、愛の初体験、出産といったものがふくまれます。そして死にゆくことは、おそらくそのような移行の究極の代表例でしょう。死は私たちを駆り立てて、自分の人生を受容し、それに感謝すること、自分自身と他者を許すこと、そして小さな自己が存在の大きな流れにとけ込むように手放すことを促します。仏教の見方からすると、これは覚醒と自由へ向かう最大の機会です——エマーソンが言ったように、傷ついた貝は、みずからを癒すなかで真珠を生みだすのです。

ところで、私たちの文化のなかには、そのような変容の道筋を示し、正当化してくれるような儀式はあるでしょうか。実際には何もありません。社会は、破局的事態《カタストロフィ》を道とは見なしません。その代わりに、混沌とした恐ろしい体験は、通常、規制され、抑圧されます。そうした体験は、社会が快適でいられるような状態ではありません。

しかし、支持が得られなくとも、私たちは本能的に、分離、境界や際《きわ》に身を置くこと、帰還といった体験を求めます。私たちが気づいていようがいまいが、明らかに私たちの文化のなかでは、死にゆくことと死は通過儀礼です。精神的な破局を体験して、成熟が引き起こされる人がいます。苦しみによって、厳しい霊的修行に踏み込むことを決心する人もいます。病気になり、その後「傷ついた癒し手」として他者を助けることになる人もいます。もちろん、死にゆく体験のなかで自分の中に隠されていた自然な智慧を「あらわに」する人は多くいます。私の父も、死が近づくにつれて、いっそう賢明になっていきました。イッサン・ドーセイは、亡くなるときに真の禅の人になりました。友人のジュリーは、死の床についているときに教師へと成長しました。そして、聡明な医師であり科学者であったアンは、脳が死に至る進行性の腫瘍に侵されていくとき、言葉を超えた信仰を見いだしました。

奇妙な言い方ですが、破局的事態というのは、たいてい、息も詰まるほどの恐怖に囚われた状態から、力強さや、智慧や、やさしさが解き放たれる局面となります。死に向かいながら、私たちはさらに生き生きとすることができます。心あるいは人生が溶解していく只中で、それに立ち会いケアをするなら、慈悲の種をまくことができます。このようにすることで、私たちは成熟し、透明性や親密さが生みだされます。私たちが肉体的にも精神的にも傷つきやすいということは、もしそれを自分に許すなら、進むべき道と今ここを教えてくれます。それはまた感謝と謙虚さも育んでくれます。破局的であることは、スピリチュアルな道の本質です。一連の挫折を経ることによって、私たちは、人生のすべてを一枚の布全体に織りあげる糸を発見することができます。

何年も前に、アリゾナにあるバイオスフィア2を訪れたとき、私は案内をしてくれた科学者に、なぜ木に針金が巻きつけられ、高いところにあるバイオスフィアの骨組みに結ばれているのかと尋ねました。彼は、バイオスフィアのなかでは風が吹かないため、木が抵抗しなければならないものが何もないからだと説明してくれました。その結果、木は弱々しく育ち、引き上げられる必要があるのです。私たちの身体や骨と同じように、自分がより強くなるためには、私たちには何か対抗するものが必要なのです。

私は何年も自問してきたのですが、私たちすべてに開かれるこの目に見えない通過儀礼の道である死にゆくことどのようにすれば真の意味で共にあることができるでしょうか。私たちはどのようにすれば、死に引き裂かれるがままにして、そうすることで自分を強くすることができるのでしょうか。私にとって、知らないということ、見守ること、慈悲深い行為という三つの信条を携えて生きることは、多くの扉を開ける鍵を手にしているようなものでした。それらの扉は同じ場所へと通じていました——未知の世界へ、想像もつかない世界へ、いま起こっていることに対してただ向き合うしかない場所へと。時間をかけてこれら三つの信条は、甘露のように、死にゆく人の支援をふくむ私の日常生活の基盤にしみ込んでいきました。私はこれらの信条を、海図のない海の上を渡してくれるボートと見なすようになりました。私は頭と心をこれらの信条に向け、死にゆく人たちとのかかわりのなかで自分が実現したいと望んでいることが何なのか思い出すようにしています。

これらの信条のおかげで、私は、どうすれば今この瞬間に起こっていることにもっと密接にかかわり、自分が透明になることができるのか、謙虚に思い起こすことができます。また、これらの信条は、私が苦しんでいる人たちとすごすとき、もっと巧みにふるまうことを助けてくれます。それらは私を、より多くのことを包括していくように導き、死にゆくプロセスと共にあることの核心をなす観想的な実践へと導いてくれます。マインドフルな観想をとおして、集中や、開かれていることや、洞察の力が深まります。その結果、私たちは心の地平を少しずつ拡大していき、その地平は、あらゆることをふくむほど大きくなります。そこには死の現実がふくまれていて、誰かが「上手に」死ぬときですら、それはすばらしい光景ではないのかもしれません。

死にゆく人とその家族をケアするということは、知りえないもの、予想もできないもの、人生の崩壊の真只中に身を置くという途方もない修行です。それは往々にして、立ち向かっていかなければならないものになります。身体の病、心身の衰弱、医療制度の照準のなかに入れられること、そして死にゆく人が積み上げ大切にしてきたすべてのものが失われることは、死にゆく際の過酷な引き潮になります。ケアする人は、そうしたすべてのことのためにそこにいます。それに加えて、そこには人間の精神が引き起こす奇跡や思いがけない贈り物があります。ケアする人は、あらゆる局面で学ぶことができ、強くなっていくことすらあります。私たちがケアをおこないながら、そのなかへ手放してゆくとき、これは真の発見の道となります。家族であれ専門家であれ、ケアする人が歩むのは、跡形のない、謙虚にならざるをえない、しばしば畏敬の念にみちた道です。そして好むと好まざるとにかかわらず、私たちのほとんどが、その道の上にあるということを見いだすことになります。私たちは、愛する人や他者が亡くなるとき、その人たちに付き添うことになるからです。

もし運がよければ、自分自身の死のときにも、私たちはその場にいられるでしょう。死にゆく人は、真実、信仰、明け渡しといった貴重な同伴者に出会うことができます。川が海に流れ込み、雲が空に消えゆくように、恩寵と空間に入ってきてもらうことができるのです。

というのも、私たちがそれを悟ることができさえすれば、死にゆくことを修行するということは生きることの修行にもなるからです。このことが本当にわかるようになればなるほど、実際に死にゆく人のために、よりよく仕え、無条件に愛を注ぐことができるようになります。

ソーントン・ワイルダーの小説は、このように結ばれています。

やがて私たちも死んでゆき、これら五人の記憶はすべて地上から消え去っていることでしょう。私たち自身も少しのあいだ愛され、そして忘れ去られていくでしょう。それでも、その愛は十分なものになっていることでしょう。

愛は、マーティン・トーラーからのメッセージでもありました。彼は数年前、多くの坑夫と共にウェストバージニア州のサゴ炭坑の事故によって命を落としました。ひと息ごとに酸素が吸い尽くされて、濁りゆく坑道の空気のなかでゆっくりと死に向かいながら、トーラーはほんの少しだけ残っていた大切なエネルギー使って、もっとも近しい人たちを安心させるためにメモを記すことにしました――それは同時に、後にそれを耳にすることになる何百万人にも向けられたものでもありました。

そのメモを「みんなに伝えてくれ。彼らが向こう側に見える」と始めることで、トーラーは地中深くから全世界に呼びかけました。彼は親族に、永遠の生命のなかで――死が存在しない場所で――会うことを約束します。彼が私たち全員のために表現してくれているのは、私たちのつながりは、死の瞬間に誰しもが苦しむ別離という出来事を超越するという人間の深い願いです。「わるいものじゃなかった。眠りに入っただけだ」とメモは続き、弱まっていく最後の力をふりしぼって最後の行に走り書きされていたのは、「愛しているよ」という、やさしい無私の言葉でした。

私はしばしば死にゆく人びとの枕元に坐ってきましたが、そのすぐ近くには親戚の人たちがいて、愛と希望の最後の言葉を待っているのでした。生と死の分岐点にいることは、死にゆく人が発する最後の言葉に神秘と真実のオーラを与えます。待っている私たちは、死にゆく人の言葉をとおして、世界を隔てる薄いベールを突き抜けられるようにも感じます。死の間際にある人は、私たちがみんな知りたいと願っているものを知っているのかもしれません。

トーラーの最後の言葉は、私たち人間のつながりのなかで、もっとも高貴なものを称えています。すなわち、生命は聖なるものであり、関係は神聖なものだということです。暗闇のなかから、慈悲深い不滅の言葉をつうじて、彼は自分の家族だけでなく彼のコミュニティの人たちをふくめた私たちすべてに手を差し伸べてくれたのです。なぜなら、ブッダが従弟のアーナンダに話したように、善き友人は神聖な生活のすべてだからです。究極的には、私たちの関係——そして私たちの愛——こそが、人生に深みと意味を与えてくれるものなのです。

自分が死ぬとき、私たちはどのようなメッセージを残したいでしょうか。詩人のエリザベス・バレット・ブラウニングは、亡くなるとき、ただ一言「美しい」とだけ口にしました。科学者のチャールズ・ダーウィンは「死ぬことなんか少しも怖くない！」と叫びました。天才発明家のトーマス・エディソンは、ただ「向こうはとても美しい」と言いました。このような賢明な人たちは、死への入口に立って、死は私たちの友であり、恐れることはないというメッセージを残りの私たちに伝えています。彼らは、私たちが知りたいと願うどんなことを見たのでしょうか。私たち全員が入っていくことになるこの神秘とは何でしょうか。

このような最期の言葉のすべてが、私たちがどうすれば自分の精神を死の体験に委ねることができるのか——そして、その間をどのように生きていけばよいのかということについて、深い教えを授けてくれます。それらは人間の心から生まれた貴重な証言であり、恐れることなく、しかも美しく死に出会うことによって苦しみを超越し、救いを見いだすようにと呼びかけています。こうして私たちは、無常という真理を、私たちの愛したすべてが非常に壊れやすいものだということを、直接的に理解するようになります。そして結局のところ、私たちは実際、何も所有することができないということを理解するようになります。たしかに、私たちは「向こう側」で再会するのかもしれません。しかし、それでも私たちは、「いま自分自身に出会い、お互いに出会うことはできないのか」「死は避けられないということを知りながら、今日、自分にとっていちばん大切なものは何だろうか」と自問することでしょう。

死ぬこと以外に、私たちは死を知ることができません。これは、人生の皮膚の下に隠されている謎です。しかし私たちは、死に近づいている人たちから何かを感じ取ることができます。マーティン・トーラーは「愛しているよ」と言いました。彼が言ったことは、実際には、あらゆることがオーケーだということです。死にゆくことと共にあるなかで、私たちは、愛し愛されることが意味するものである「自然のるつぼ」にたどり着きます。この燃えさかる火のなかで、私たちは「知らない」ということ、見守ること、慈悲深い行為という実践を試すことになります。もっとも激しい炎のなかでも、私たちを支えてくれることのできる修行です。どうか、この生涯の一大事――実際には、唯一の大事――生死という畏敬の念を起こさせる一大事に姿をあらわすという貴重な機会を失うことのないようにしましょう。

(1) Thornton Wilder, *The Bridge of San Luis Rey* (New York: HarperCollins, 2004), 107.　ワイルダー『サン・ルイス・レイ橋』村松達雄訳、岩波文庫、一九五一年。

# 謝辞

この本が生まれることを可能にしてくれた多くの方々に感謝をしたいと思います。みずからの悲嘆、病、そして死にゆくことをつうじて私に教えてくれた方たちに対し、心からの敬意を表したいと思います。そして、私が何年にもわたって死にゆく人とかかわり、また、ケアする人たちに教える上で、庇護と支援を与えてくださった以下の方々に最大限の感謝を捧げます。トニー・バック、リチャード・ベイカー老師、イレーヌ・キョジョー・バッカー、サラ・バーバー、メアリー・キャサリン・ベイトソン、グレゴリー・ベイトソン、ジョナサン・バーグ、リチャード・ベストラー、デール・ボーグラム、アイラ・ビヨーク、ジョゼフ・キャンベル、アネット・キャンター、デイビッド・キャンター、チャグドゥ・トゥルク・リンポチェ尊師、デイビッド・チャンバース、サンディ・チャン、ギギ・コイル、グラント・カウチ、ダライ・ラマ法王、ラム・ダス、ジョー・デイビッド、リスル・デニス、ラリー&バーバラ・ドッシー、アン・ダウン、スコット・エバール、キャサリン・フォーリー、ジェーン・フォンダ、ヴェローナ&ダナ&ジョン・フォント、スティーブン・フォスター、ゲルク・リンポチェ、バーニー・グラスマン老師、ナタリー・ゴールドバーグ、ジヨセフ・ゴールドシュタイン、サリー・グッドマン、ローズ・ゴードン、ジョナ・グールディング、フルール・グリーン、クリスティ・グリーン、スタニスラフ・グロフ、ラマ・ギャルトルル・トゥルク・リンポチェ、ベシー・バンディ・ハリファクス、ジョン&ユーニス・ハリファクス、ラリー・ホール、チャールズ&スーザン・ハルパーン、フランシス・ハーウッド、テッド・ヘファナン、マイケル・ヘンリー、バリー・ハーシー、ジシュー・アンギョー・ホームズ老師、アラン&マリオン・ハント=バディナー、エドウィン&エイドリエンヌ・ジョゼフ、ジョン・カバット-ジン、ジョン&タシ・クルグ、エリザベス・キューブラー=ロス、アンドレア・カイド、ロブ・レーマン、スティーブン・レヴァイン、メレディス・リトル、アラン・ロマックス、クリスティン・ロンゲーカー、フリート・マウル、パトリック・マクナマラ、マーガレット・ミード、ディック・ミラー、ティク・ナット・ハン、ルーカス・ニーダーバーガー、小田まゆみ、エンキョー・オハラ老師、フランク・オスタセスキ、スーザン&ジョージ・オテロ、マニー・パッパー、ゲアリー・パスターナク、マーティ・ピール、ルイーズ・ピアソン、キャスリン・プリスト、アニー・ラフター、ローレンス・ロックフェラー、ギゼラ・レシガー、ラリー・ローゼンバーグ、シンダ・ラシュトン、ジョン・ラッセル、シャロン・サルツバーグ、シシリー・ソンダース女史、崇山大禅師、ダイアン・シャインバーグ、パトリシア・シェルトン、ラリー・シャーウィッツ、ヒューストン・スミス、ビバリー・スプリング、ブラザー・デイビット・ステンドル-ラスト、グウィン・サリバン、棚橋一晃先生、エリザベス・ターグ、テンパ・ドゥクテ・ラマ、チョギャム・トゥルンパ・リンポチェ、ウパーヤ禅センターのサンガ、アンディ・ワイル、ジーン・ウィルキンス、ジャック・ジンマーマン、ズレイカ。

シャンバラ出版のエミリー・セル、エミリー・バウアー、ピーター・ターナーの大きなサポートと忍耐に感謝いたします。また、この本の最終稿に取り組み、仕上げてくれたジェニファー・ロウにとくにお礼を申し上げます。

# 監訳者あとがき

井上ウィマラ

本書はジョアン・ハリファックスの *Being with Dying*（Shambhala 2009）の翻訳です。医療人類学の博士号を持つジョアンは、韓国禅のセウン・サーン（嵩山）禅師に学び、日本の曹洞宗の法統をついでニューヨークで禅ピースメーカーズを主催するバーニー・グラスマン老師から印可を受け、さらにはエンゲイジド・ブディズムを創始したベトナム僧のティク・ナット・ハン禅師からも伝統を受け継いでいます。またダライ・ラマからも親しく教えを受け、マインド&ライフ・インスティチュート（ダライ・ラマを囲んで仏教と科学の関わりについて多様な視点から検討する研究所）の理事にもなっています。二〇一四年に京都で行われたその会議では、彼女が長年取り組んで本書に結実している、看取りのプロジェクトについてプレゼンテーションをしたようです。本書の献辞に出てくるフランシスコ・ヴァレラはその立ち上げ発起人の一人です。彼の遺稿となった『身体化された心』（工作舎、二〇〇二）では、現象学的な視点から仏教の縁起思想と認知科学を架橋して、環境に埋め込まれた身体性や行為をもとに認知の発生をとらえるエナクティブアプローチという視点が提案されていました。また、心理療法や医療のメインストリームにマインドフルネスが導入されるきっかけとなった「マインドフルネスに基づいたストレス低減法（ＭＢＳＲ）」を創始したジョン・カバットジンもそうした法友でありメンバーの一人になっています。

私がジョアン老師に初めて会ったのは、二〇〇五年にサンフランシスコで行われたトランスパーソナル学会に出席した時のことでした。彼女はその時、禅ホスピス・プロジェクトの創始者であるフランク・オスタゼスキと共にキューブラー・ロス賞を受賞しました。小柄な老師と長身でスポーツマンタイプのフランクの二人が並んでいる様子は何とも愛らしく、受賞に添えた二人の法話の組み合わせが「死から学ぶ」という大会テーマに極めてふさわしいものであることに感心したことをよく覚えています。その時フランクは、慈悲とは人が苦しみを十分に体験し尽くすことができるような見守りの環境を提供することであると語り、ジョアンは、そうしたケア環境を提供できるようになるためには自分の生い立ちについて充分に取り組んでおく必要があることを力説していていました。今でも二人は一緒にリトリートを指導することがあるそうです。

本書では、ユングの影と元型の概念を援用して説かれている第12章が、自らの生育歴と取り組むことの大切さにつながるものだと思います。精神分析的に言うならば転移と逆転移の力動に充分に慣れ親しんで、逆転移をリサイクルしてクライアントについてより深く知るための素材として使いこなせるようになるというテーマでしょう。老師はそうした専門的知識を熟知したうえで、自らの体験から生まれてくる言葉で死にゆく人と共にある実践体験を私たちに直接伝えくれています。ジョアン老師が寄り添った死の臨床事例がいかに多く多様であるか、読者の皆さんは驚かれることでしょう。その多様さこそが、邦訳版 序で大井先生が触れてくださった、実践を重んじる西洋仏教の多様性と深さに他なりません。

一九六七年イギリスにセント・クリストファーズ・ホスピスを創設したシシリー・ソンダースが現代的ホスピス運動の母であるとすれば、末期患者への直接インタビューとそのふりかえりを通じて人が死を受け容れるまでの旅路の風景を描いたキューブラー・ロスは、アメリカにおけるホスピス運動を加速させた強烈な母親であったと言うことができるでしょう。ロスの『死ぬ瞬間』(中公文庫、二〇〇一)が出版される直前には、グレイザーとストラウスの『死のアウェアネス理論と看護』(医学書院、一九八八)という書籍が世に問われています。まだ告知の行われていなかったアメリカの病院で社会学的視点から患者・家族・医療者の相互交流をフィールドワークしたことから生まれた名著です。そこで分析されている閉鎖、疑念、相互虚偽、オープンという四つの認識文脈を用いてロスの貢献を表現するならば、告知されていない閉鎖、疑念、相互虚偽というコミュニケーション文脈に、開かれた視点を持ち込むための具体的な努力を医師の立場から展開したことと言うことができると思います。そこでロスが「総合的患者ケア」と述べていることこそが、現在私たちがスピリチュアルケアと呼んでいるものであり、ジョアン老師が本書において「死にゆく人と共にある」実践として詳細に描写してくれているものなのだと思います。

キューブラー・ロスのワークショップパートナーとして多くの仏教瞑想を終末期ケアの領域に紹

介したスティーブン・レヴァインについて尋ねたところ、老師は「彼は仙人よ」と微笑んでいました。『めざめて生き、めざめて死ぬ』（春秋社、一九九九）という主著を持つレヴァインが仙人であるなら、ジョアン老師は現代社会の真っただ中にとどまって多くの人々の死に寄り添い続ける現代の菩薩でしょう。

社会活動家でもあるジョアン老師は、グラスマン老師と共に作り上げたアウシュビッツでのリトリートにおいて、本書でも紹介されているカウンシルという分かち合いの手法を導入しました。悲惨な大量虐殺のおこなわれた跡地で、被害者側の人たちも加害者側の人たちも、さまざまな宗教や文化を背景に持つ人々が集まり、共に瞑想します。そしてそこで感じたことを率直に話し、語られることに全身全霊で傾聴するための手法がカウンシルです。それは、話す瞑想であり聴く瞑想です。そのリトリートは「証人する（見とどける）リトリート（bearing witness retreat）」と呼ばれるのですが、見とどける（見守る）ことは、老師が看取り活動の基盤としている三つの信条の一つになっています。

第一の信条である「知らないということ（not-knowing）」は、「わかったつもりにならない」という意味ですが、その典拠を老師に尋ねると「『無心』かもしれないわねぇ」と言いつつ、善知識の棚橋一晃さんにつなげてくださり、「不識最親」という言葉を教えていただきました。瞑想修行の本質が、どのような言葉を通して伝達されてゆくのかを考える良い機会となりました。

そしてもう一つの信条が「慈悲にみちた行為（compassionate action））」です。わかったつもりにならず、ものごとの生起と消滅の全プロセスをありのままに見とどける智慧（ヴィパッサナー）によって、自我意識が作り出した分断もまた虚構だったのだという縁起の法を洞察することができると、私たちの中から自然に慈悲深い行為が生まれてくるのだと説かれます。いのちのつながりを実感することからあふれ出す実践です。仏教における智慧と慈悲の両輪は、実践の中でこのようにつながっていたのです。

こうしたジョアン菩薩の周りに多くの医師や看護師が集い、本書で紹介されたような実践を土台として医療関係者の燃えつきを防止するためのプログラムであるGRACEが生まれました。これは、医療現場におけるマインドフルな心の向け方や意思決定の仕方などについて学ぶもので、具体的には次のような要素から構成されています。

①呼吸に注意を集めることによって心を落ち着かせる（Gather your attention）。
②なぜ患者にケアを提供しようと思うのか、自らの意図を思い出す（Recall your intention）。
③自らの内面をチェックし、相手に調子を合わせてゆく（Attune to self and others）。
④患者に寄り添いながら何が役に立つかを直感的に考察する（Consider what will serve）。
⑤実際に関わり、倫理的に行動し、ケアを終了し、次のステップが生まれるに委ねる（Engage and end）。

このプログラムは医療関係者が対象ですので、最新の脳科学的知識によってしっかりとバックアップされながら、マインドフルネス（念・気づき）という仏教瞑想の根幹が臨床現場にどっしりと根を下ろしてゆけるように工夫されています。

さて、翻訳に際しての苦労話を少しご紹介して、仏教が伝播する歴史の中で経典の翻訳が果たしてきた役割の重要性に間接的に触れてみたいと思います。

まず、mindとheartの訳し分けに苦労しました。日本語では、どちらも心と訳せてしまうのですが、マインドには頭で考えることや理性や心理や精神といったニュアンスがあり、ハートには魂や霊といった深いレベルで感じる働きや気持ちといったニュアンスがあるように思いました。訳文中では頭、心理、精神、心といった言葉に訳し分けました。監訳中に娘と一緒に見た『アナと雪の女王』の中で、「頭は簡単にまるめ込めるけど、心はそうはいかない」という吹き替えがあって、「これでいいかな」と後押ししてもらいました。

Compassionにもてこずりました。基本的には慈悲と訳したのですが、四無量心の悲という文脈で使われている時には「憐れみ」と訳しておきました。日本語では慈悲は一語になっていますが、第5章で説明されているようにブッダの四無量心では慈・悲・喜・捨という別々な実践として説かれています。「思いやり」と訳したい気もしましたが、慈悲と訳しておくことで現代仏教の再構築につなげたいと思いました。

Giving no fearは、施無畏が定訳ですが、どのような現代語に訳すか苦労しました。「怖がらなくてもいいよ」と安心してもらえるような環境を提供することかと思います。これは、子育てにおいても、とても大切な布施の修行だと思います。そうした寄り添い環境があってはじめて、子どもは自分の体験している感情に気づき、そこから思いやりの花咲く道が開けてくるからです。

Practiceは、実践と修行と練習に訳し分けました。ジョアン老師が仏教の教えを現代社会における死の臨床現場で見事に実践し尽くしてくれた様子は、まさに本当の修行のモデルそのものです。

そのためには、ひとつ一つの出会いに心を込める練習の積み重ねが必要です。そうした生き方を楽しめるようになれば、その楽しみが本当の幸せに導いてくれることでしょう。

人間の宗教的体験や実践が一つの言語から別な言語へと翻訳されてゆくとき、私たちは一つの言葉だけにこだわることはできません。少しずつニュアンスの違ういくつかの言葉の群れが互いを映し合う光と影の組み合わせを通して、その本質が伝わってゆくように努力工夫するしかないのです。それが、経典を翻訳する醍醐味でもあります。

本書を手にとって読んでくださる皆さんが、ジョアン・ハリファックスの「死にゆく人と共に生きる」実践の物語から、いのちの光と影の響き合いを感じ取っていただき、日本文化の深いところに埋め込まれた仏教精神を思い起こして、その目覚めの精神《スピリット》をこの現代社会に再構築してゆくヒントにしていただくことができれば、翻訳者としてこの上ない幸せです。

本書の翻訳に際しましては、浦崎雅代さんが第1部、白居弘佳さんが第2部、小木曽由佳さんが第3部を訳出し、その後で白居弘佳さんが訳語の統一をはかり、最後に中川吉晴さんが原文に照らしながら訳文を推敲いたしました。こうした準備をしていただいた上で、井上が全体を監訳し、訳語の統一をいたしました。仏教瞑想とスピリチュアルケアの視点からベストを尽くしたつもりですが、誤訳などがありましたらすべて監訳者井上の責任ですので、ご指摘ご指導を頂けますようお願いいたします。

また、ジョアン・ハリファックスの素晴らしい貢献を日本に紹介する機会を準備していただいた小田まゆみさん、村川治彦さん、永沢哲さん、出版をお引き受けいただいた春秋社社長の神田明さま、企画にまとめてくださった賀内麻由子さん、厳しい時間制限の中であの手この手で道を切り開き伴走してくださった江坂祐輔さんに深く感謝いたします。

二〇一五年二月一三日

子どもたちを幼稚園に送りとどけたあとでホッと一息ついて

井上ウィマラ

【監訳者略歴】

**井上ウィマラ**（いのうえ・うぃまら）

1959年、山梨県生まれ。京都大学文学部哲学科宗教哲学専攻中退。曹洞宗で只管打坐と正法眼蔵、ビルマのテーラワーダ仏教でヴィパッサナー瞑想とアビダンマ仏教心理学を学ぶ。その後カナダで瞑想指導の傍ら心理療法を学び、バリー仏教研究所客員研究員を経て還俗。高野山大学で仏教瞑想と心理療法を統合したスピリチュアルケアの基礎理論と援助論の開発に携わり、現在はマインドフルライフ研究所オフィス・らくだ主宰。

【翻訳者略歴】

**中川吉晴**（なかがわ・よしはる）

1959年、岡山県生まれ。トロント大学大学院オンタリオ教育研究所博士課程修了（Ph.D.）。同志社大学社会学部教授。専門はホリスティック教育研究。著書『ホリスティック教育講義』（出版館ブッククラブ）、『気づきのホリスティック・アプローチ』（駿河台出版社）他、監訳にカンダ、ファーマン『ソーシャルワークにおけるスピリチュアリティとは何か』（ミネルヴァ書房）他。

**浦崎雅代**（うらさき・まさよ）

1972年、沖縄県生まれ。東京工業大学大学院社会理工学研究科博士課程満期退学。タイ国立マヒドン大学宗教学部元講師。タイ仏教翻訳家。共訳書『呼吸によるマインドフルネス』（サンガ）。タイ在住。

**白居弘佳**（しらい・ひろか）

1963年、愛媛県生まれ。立命館大学大学院応用人間科学研究科（対人援助学領域）修了、人間科学修士。同先端総合学術研究科博士課程単位取得退学。門脇大基老師に禅を学ぶ。ホスピスでの活動を経て、いのちにまつわる相談活動に携わる。

**小木曽由佳**（おぎそ・ゆか）

1983年、東京都生まれ。京都大学大学院教育学研究科博士課程修了。博士（教育学）。公認心理士、臨床心理士。同志社大学ウェルビーイング研究センター研究員。東洋英和女学院大学非常勤講師。著書に『ユングとジェイムズ――個と普遍をめぐる探求』（創元社）他。

【著者略歴】

**ジョアン・ハリファックス**（Joan Halifax）

1942年生まれ。医療人類学者（Ph.D.）。エンゲイジド・ブディスト（バーニー・グラスマン老師とティク・ナット・ハン禅師から法灯を受け継ぐ）。ウパーヤ禅センター創設者。70年代前半より終末期ケアに携わり、仏教瞑想を基盤とした臨床家の訓練プログラムである“Being with Dying”を開発する。BWD プログラムは現在アメリカをはじめとして、ヨーロッパ、カナダ、中東、アジア各国の医学・教育機関等で実践され、ターミナルケアにおける効果的な訓練・支援方法として支持を得ている。また、80年代半ばより故フランシスコ・ヴァレラとダライ＝ラマ14世らによってはじめられた科学者と仏教者の対話を推進するマインド＆ライフ・インスティチュートの理事をも務める。

2015年以降、BWD プログラムの簡略版である GRACE プログラムを日本に伝える。

「死にゆく人と共にあること」関連サイト

https://bwdj.org/

https://gracejapan.org/

# 死にゆく人と共にあること
## ――マインドフルネスによる終末期ケア

2015年3月30日　初　版第1刷発行
2023年10月10日　新装版第1刷発行

著　者――――ジョアン・ハリファックス
監訳者――――井上ウィマラ
翻訳者――――中川吉晴／浦崎雅代／白居弘佳／小木曽由佳
発行者――――小林公二
発行所――――株式会社 春秋社
〒101-0021　東京都千代田区外神田2-18-6
電話　03-3255-9611
振替　00180-6-24861
https://www.shunjusha.co.jp/
印刷所――――信毎書籍印刷株式会社
製本所――――ナショナル製本協同組合
装　幀――――高木達樹


ISBN 978-4-393-33400-3
定価はカバー等に表示してあります

L・ローゼンバーグ／井上ウィマラ訳

**呼吸による癒し**

——実践ヴィパッサナー瞑想

あなたが息をしている限り、苦しみからの解放は可能である。二五〇〇年前に仏陀が「安般守意経」で説いた、呼吸を自覚し、深い安らぎと洞察を獲得する瞑想法をわかりやすく紹介。

2860円

ウィリアム・ハート／太田陽太郎訳

**ゴエンカ氏のヴィパッサナー瞑想入門**

——豊かな人生の技法

仏陀の瞑想を、数息観、道徳規範の必要性、神秘体験の意味から、その真髄ヴィパッサナーまで順々に丁寧に解説。各章にQ&Aも付し、痒いところにも手の届く実践的入門。

2530円

地橋秀雄

**ブッダの瞑想法**

——ヴィパッサナー瞑想の理論と実践

ブッダはこの瞑想法で悟りを開いた！　仏教に縁がなかった初心者でも、毎日少しずつ実践すれば、集中力や記憶力等がつき、心の安らぎが得られる、驚きの瞑想システム独習書。

2310円

▼価格は税込（10％）。